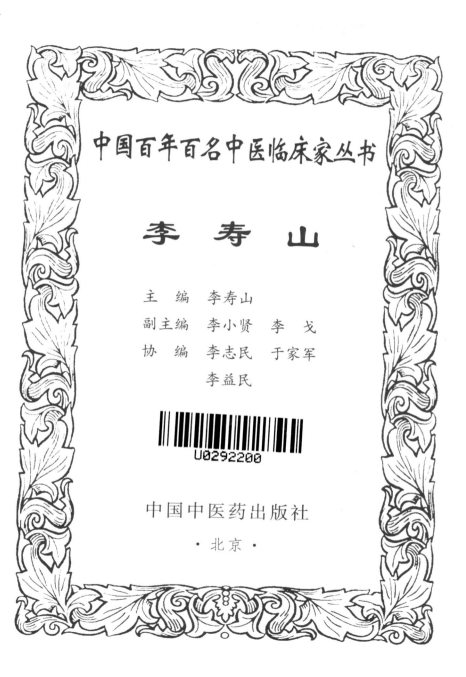

中国百年百名中医临床家丛书

李　寿　山

主　编　李寿山

副主编　李小贤　李　戈

协　编　李志民　于家军

　　　　李益民

U0292200

中国中医药出版社

·北京·

图书在版编目（CIP）数据

李寿山 / 李寿山主编 . -- 北京：中国中医药出版社，
2002.06（2024.7 重印）

（中国百年百名中医临床家丛书）

ISBN 978-7-80156-361-3

Ⅰ.①李… Ⅱ.①李… Ⅲ.①中医学临床—经验—中
国—现代 Ⅳ.① R249.7

中国版本图书馆 CIP 数据核字（2002）第 041253 号

中国中医药出版社出版

北京经济技术开发区科创十三街 31 号院二区 8 号楼

邮政编码 100176

传真 010-64405721

廊坊市佳艺印务有限公司印刷

各地新华书店经销

开本 850×1168 1/32 印张 7.375 字数 166 千字

2002 年 6 月第 1 版 2024 年 7 月第 2 次印刷

书号 ISBN 978 – 7 – 80156 – 361 – 3

定价 29.00 元

网址 www.cptcm.com

服 务 热 线 010-64405510

购 书 热 线 010-89535836

维 权 打 假 010-64405753

微信服务号 zgzyycbs

微商城网址 https：//kdt.im/LIdUGr

官 方 微 博 http：//e.weibo.com/cptcm

天猫旗舰店网址 https：//zgzyycbs.tmall.com

出版者的话

祖国医学源远流长。昔岐黄、神农，医之源始；汉仲景、华佗，医之圣也。在祖国医学发展的长河中，临床名家辈出，促进了祖国医学的迅猛发展。中国中医药出版社为贯彻卫生部和国家中医药管理局关于继承发扬祖国医药学，继承不泥古、发扬不离宗的精神，在完成了《明清名医全书大成》出版的基础上，又策划了《中国百年百名中医临床家丛书》，以期反映近现代即 20 世纪，特别是新中国成立 50 年来中医药发展的历程。我们邀请卫生部张文康部长做本套丛书的主编，卫生部副部长兼国家中医药管理局局长佘靖同志、国家中医药管理局副局长李振吉同志任副主编，他们都欣然同意，并亲自组织几百名中医药专家进行整理。经过几年的艰苦努力，终于在 21 世纪初正式问世。

顾名思义，《中国百年百名中医临床家丛书》就是要总结在过去的 100 年历史中，为中医药事业做出过巨大贡献、受到广大群众爱戴的中医临床工作者的丰富经验，把他们的事业发扬光大，让他们优秀的医疗经验代代相传。百年轮回，世纪更替，今天，我们又一次站在世纪之巅，回顾历史，总结经验，为的是更好地发展，更快地创新，使中医药学这座伟大的宝库永远取之不尽、用之不竭，更好地服务于人类，服务于未来。

本套丛书第一批计划出版 140 种左右，所选医家均系在中医临床方面取得卓越成就，在全国享有崇高威望且具有较高学术造诣的中医临床大家，包括内、外、妇、儿、骨伤、针灸等各科的代表人物。

本套丛书以每位医家独立成册，每册按医家小传、专病论治、诊余漫话、年谱四部分进行编写。其中，医家小传简要介绍医家的生平及成才之路；专病论治意在以病统论、以论统案、以案统话，即将与某病相关的精彩医论、医案、医话加以系统整理，便于临床学习与借鉴；诊余漫话则系读书体会、札记，也可以是习医心得，等等；年谱部分则反映了名医一生中的重大事件或转折点。

本套丛书有两个特点是值得一提的：其一是文前部分，我们尽最大可能地收集了医家的照片，包括一些珍贵的生活照、诊疗照，以及医家手迹、名家题字等，这些材料具有极高的文献价值，是历史的真实反映；其二，本套丛书始终强调，必须把笔墨的重点放在医家最擅长治疗的病种上面，而且要大篇幅详细介绍，把医家在用药、用方上的特点予以详尽淋漓地展示，务求写出临床真正有效的内容，也就是说，不是医家擅长的病种大可不写，而且要写出"干货"来，不要让人感觉什么都能治，什么都治不好。

有了以上两大特点，我们相信，《中国百年百名中医临床家丛书》会受到广大中医工作者的青睐，更会对中医事业的发展起到巨大的推动作用。同时，通过对百余位中医临床医家经验的总结，也使近百年中医药学的发展历程清晰地展现在人们面前，因此，本套丛书不仅具有较高的临床参考价值和学术价值，同时还具有前所未有的文献价值，这也是我们组织编写这套丛书的初衷所在。

中国中医药出版社

2000 年 10 月 28 日

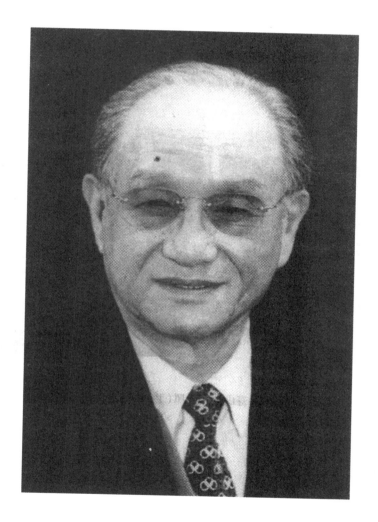

李寿山先生近照

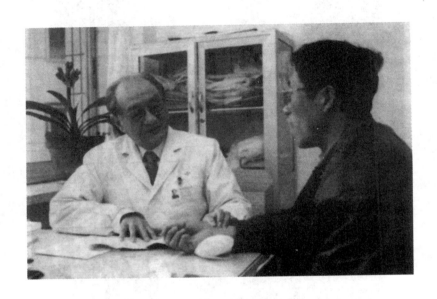

李寿山先生近照（工作照）

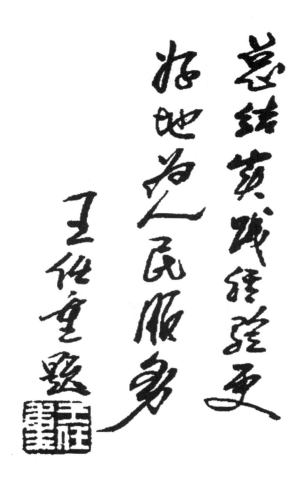

总结实践经验，
把地力人民服务

王任重题

原中国政治协商会议副主席
王任重 同志题词

发展仲景学说，培育杏林新人。

原中央顾问委员会委员暨
中共辽宁省委书记郭峰同志题词

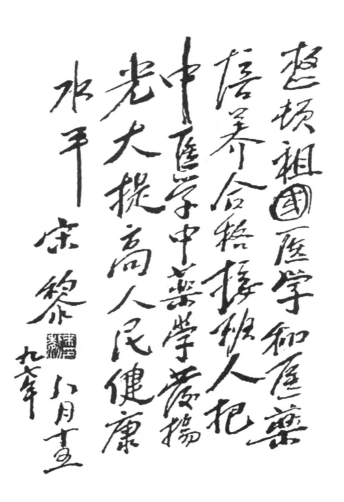

整顿祖国医学和医药
信息科合辩接收人把
中医学中药学发扬
光大提高人民健康
水平　宋黎
九六年　八月

原中央顾问委员会委员暨
大连市市长宋黎同志题词

弘揚祖國醫學

攀登科學高峯

庚辰年夏　力群

原大连市卫生局局长
书法家杜力群教授题词

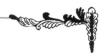

目　录

医家小传……………………………………………………（ 1 ）

专病论治……………………………………………………（ 5 ）

一、论经方临证遣方用药规律………………………（ 5 ）

　1.方随证出：遣方用药的原则性………………（ 5 ）

　2.方随证变：遣方用药的灵活性………………（ 9 ）

　3.掌握方规：遣方用药的关键性………………（13）

二、胸痹心痛诊治经验………………………………（22）

　1.病因病机：阳虚为本、痰瘀为标……………（22）

　2.治则治法：燮理脏腑，补通兼施……………（23）

　　（1）心肺同调、益气养阴、宣痹通阳法……（23）

　　（2）心胃（脾）同治、健运中气、化痰降浊法……（25）

　　（3）补肝养血、疏肝解郁、安神宁心法……（27）

　　（4）温补肾阳、交通心肾、回阳复脉法……（29）

三、中风诊治提挈……………………………………（31）

　1.观神态，当辨病位深浅………………………（31）

　2.明闭脱，须辨邪正虚实………………………（32）

　3.析病机，审辨标本主次………………………（33）

　4.论治法，明辨缓急先后………………………（34）

四、头痛顽症从瘀论治………………………………（38）

五、眩分虚实，治从标本缓急………………………（42）

　1.阴虚是本，风火为标，滋阴清火息风………（43）

　2.痰浊中阻，标急于本，燥湿化痰和中………（45）

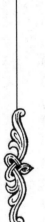

3. 气虚血滞，脑失所养，祛瘀生新通络 ·········（46）

六、浅谈心悸治要 ································（48）

　　1. 察脉舌，审辨虚实寒热 ····················（48）

　　2. 析病机，确定辨治大法 ····················（50）

七、痫分阴阳，证有缓急 ·······················（58）

八、从调理脾胃谈临床应用 ·····················（61）

　　1. 调理脾胃与异病同治 ·····················（61）

　　　（1）脾虚不运，生化无源，治以健运 ·······（61）

　　　（2）脾虚气陷，统摄无权，治以升运 ·······（62）

　　　（3）脾阳不振，寒湿内困，治以温运 ·······（63）

　　　（4）脾阴亏虚，燥热内伤，治以滋运 ·······（64）

　　2. 调理脾胃治疗脾胃病 ·····················（65）

　　　（1）胃脘痛证治举隅 ·····················（66）

　　　（2）久泻证治举隅 ·······················（69）

九、谈消化系疑难病证治法 ·····················（73）

　　1. 萎缩性胃炎从"痞"论治 ················（73）

　　2. 消化性溃疡从"痈"论治 ················（80）

　　3. 溃疡性结肠炎从"痢"论治 ··············（86）

　　4. 浅谈胃缓（胃下垂）证治 ···············（91）

　　　（1）病由气陷，缓而垂下 ·················（92）

　　　（2）治疗大法，升陷益胃 ·················（92）

　　　（3）举之不效，必夹痰瘀 ·················（93）

十、谈治肝病（病毒性肝炎、肝硬变）八法 ·····（94）

　　1. 清热利湿、芳化解毒法 ··················（94）

　　2. 疏肝理气、清化湿热法 ··················（95）

　　3. 清热解毒、化浊开闭法 ··················（96）

　　4. 凉营活血、解毒清热法 ··················（96）

5. 疏肝和脾、调理气血法 …………………………（97）

6. 益气养血、育阴软坚法 …………………………（98）

7. 疏泄三焦、运脾行水法 …………………………（99）

8. 滋阴清热、益肾渗湿法 …………………………（100）

十一、疗胆胀（胆囊炎）以通为法…………………………（109）

1. 肝胆气郁，疏之以通，理气化湿 …………………（110）

2. 湿热蕴结，泻之以通，清利湿热 …………………（111）

3. 寒饮内伏，温之以通，理中化饮 …………………（111）

十二、慢性肾炎证治心得…………………………………（115）

1. 清化益肾治"慢肾"（肾劳）…………………………（116）

2. 清宣解毒治"急发" ………………………………（118）

3. 清开降浊治"肾衰" ………………………………（120）

4. 激素用后的治法 …………………………………（123）

十三、劳淋证治一得……………………………………（126）

1. 急则治标，清热解毒渗湿 …………………………（126）

2. 缓则治本，健脾益肾通淋 …………………………（128）

十四、妇科病证治举隅…………………………………（133）

1. 治崩漏活用三法 …………………………………（133）

（1）血热妄行，清分虚实 ………………………（133）

（2）中虚气陷，补有温清 ………………………（135）

（3）胞脉瘀阻，通中有敛 ………………………（137）

（4）因龄施治，分期调经 ………………………（139）

2. 经带胎产诸证治验拾遗 ……………………………（141）

诊余漫话………………………………………………（151）

一、三言两语谈治学……………………………………（151）

二、精勤博采笃于行……………………………………（153）

1. 博学精读莫根基 …………………………………（153）

2. 三勤三忌两枢要 ……………………………………（154）

3. 医海无涯恒作舟 ……………………………………（157）

三、学习仲景学术的几点体会 …………………………（157）

1. 六经辨证析原　综合辨证法 ……………………（159）

2. 邪正盛衰归趋　动态辨证法 ……………………（163）

四、谈仲景学术对脾胃学说形成与发展的
贡献 …………………………………………………（169）

五、浅谈麻黄升麻汤的方证与应用 ……………………（173）

六、谈脾胃学说的基础理论四个关系 …………………（177）

1. 脏腑相互关系 ……………………………………（177）

2. 纳与化的关系 ……………………………………（182）

3. 升与降的关系 ……………………………………（183）

4. 燥与湿的关系 ……………………………………（184）

七、浅谈疏肝补肾对调理脾胃的重要意义 ……………（185）

八、谈调理脾胃的用药规律与注意事项 ………………（186）

1. 调理脾胃用药规律 ………………………………（186）

2. 调理脾胃注意事项 ………………………………（189）

九、浅谈叶桂养胃阴的学术思想和应用 ………………（193）

1. 养胃阴的学术思想 ………………………………（193）

2. 养胃阴的辨治大法 ………………………………（194）

十、谈瘀血的病因病机与活血八法 ……………………（196）

1. 瘀血的病因病机 …………………………………（197）

2. 活血八法的临床应用 ……………………………（199）

十一、察舌脉辨瘀证 ……………………………………（204）

1. 经络系脏腑 ………………………………………（204）

2. 知常以明辨 ………………………………………（205）

3. 形色辨虚实 ………………………………………（206）

4. 验证于临床 ……………………………………… (207)

十二、久痢话运法 ………………………………… (210)

十三、大黄能攻擅守，补泻两用 ………………… (211)

年谱 ……………………………………………… (215)

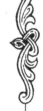

医家小传

　　李寿山（1922—　　），男，字岳东。祖籍山东省平度市。祖父李芳先生，颇通文理，并承前辈之验方而扬之，为有声望之农村医生；父亲李鉴堂公，文史兼备，尤精医理，自幼聪敏过人，熟读中医典籍，勤求古训，博采众长，集临床实践之经验，撰写《百病赋》，为临证实用之要诀，流传至今，仍为医家临证之指南。为人治病，乐善好施，活人无数，赢得医患之好评。李氏生长在中医世家，三代单传，颇受长辈之宠爱，自幼受家教之熏陶，誓愿从事岐黄事业而不辍。

　　7岁入学私塾学馆，上自四书经典，下至《三字经》《千字文》为教材，苦读而背诵之，打下良好的文化基础。12岁开始，诵读家传《百病赋》，继而学习《医学三字经》《药性赋》《汤头歌诀》《医宗金鉴》之四诊要诀，伤寒、杂病、妇科、幼科、针刺等心法要诀，以及《删补名医方论》等。有些内容能够诵之如流，颇得父辈之赞扬。14岁全家来大连，

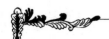

父应聘明德堂坐堂行医，李氏随父侍诊临床，同时攻读《医经原旨》《伤寒论》《金匮要略》等典籍。18岁考取汉医证书，并悬壶于大连，从而终生走上行医之路。父亲常以清·徐灵胎之名言"医者之学问，全在明伤寒之理，伤寒理明则万病皆通"教诲之。嗣后，在实践中益感仲景学术之重要性。《伤寒论》和《金匮要略》集理、法、方、药于一炉，堪称众法之宗、群方之祖。从此李氏在临床医疗生涯中潜心研究仲景学术，并浏览历代医家名著，如《千金要方》《脾胃论》《景岳全书》《类经》《温病条辨》《伤寒来苏集》《兰台规范》《医学心悟》《医林改错》《医学衷中参西录》等，读后颇受启迪，临床医疗水平亦得到不断提高。这对李氏后来的临床医疗、教学、科研工作有很大帮助。

李寿山于1948年受聘于大连海港工会，与毛茂生、周鸣歧、何宏邦、张佰川等创建大连海港医院中医门诊部；1950年于大连海港医院中医门诊部从事医疗工作；1954年当选大连市首届人民代表大会代表（后连续当选1～10届人大代表）；1955年调至大连市第一人民医院任中医科主任；1956年出席北京全国中华医学会第十届代表大会；1957年参加辽宁省中医进修学校（辽宁中医学院前身）师资班深造，并参与编写教材讲义；1960年出席全国文教卫生群英会；1961年奉调大连市中医医院，任业务副院长；1969年冬文革期间全家下乡至庄河县北部山区三架山、荷花山为农民治病，接受再教育；1973年冬调回大连市中医医院，任革委会副主任；1978年当选辽宁中医学会副会长，兼仲景学说研究会主任委员、内科专业委员会副主任委员；1979年辽宁省人事厅批准为首批主任中医师；1980年大连市政府聘任为科技顾问；1981年当选首届中华全国中医学会理事；

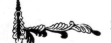

1986 年连续当选第二届理事，兼任大连市中医药学会理事长；1982 年大连市政府任命为大连市中医医院院长，兼大连市中医研究所所长；1986 年退居二线，市政府任命为市中医院技术顾问，迄今仍在编，继续从事临床、教学、科研工作，同年 11 月起应邀 3 次赴日本国北九州、大阪市、佐贺县等地讲学、考察；1987 年在市人大八届代表会上提出振兴中医议案，并成立大连市振兴中医咨询委员会，任副主任；1990 年国家人事部、卫生部、国家中医药管理局聘任为全国首届中医药专家学术经验继承导师；1993 年应邀赴韩国讲学、访问。继则在国内外期刊发表学术论文 50 余篇，主编出版《李寿山医学集要》《中医临证指南》《中医药治疗癌症临证精方》《中医消化病证治准绳》4 部专著，参编出版《现代中医内科学》等 20 余部著作，其中《李寿山医学集要》被收藏于墨尔本英国皇家大学图书馆。

李氏在学术思想方面，学本《内经》，崇尚仲景，对急症重疾喜用经方，重症沉疴擅理脾胃，平时留心研究舌下脉诊及瘀血证治。遵循古为今用、洋为中用、推陈出新之旨，认为是当代中医必由之路；倡导继承发扬与开拓创新结合、宏观辨证与微观辨病结合、辨证论治与效验秘方结合的三结合思路，在临床经验方面，擅长内科、妇科、疑难病证，学验俱丰。对心系病如心脑血管疾病，善用活血化瘀法治疗，认为胸痹心痛证应重视"阳虚为本，痰瘀为标，燮理脏腑，补通兼施"的辨治方法；中风病应重视"观神态、明闭脱、定病位、辨缓急"的应变治法，寓活血化瘀于各法之中。肺系病自拟四纲十二证的辨治原则，治疗咳、喘、哮，尤其用豁痰化瘀截哮法治疗顽固性哮喘急性发作，应手取效。对肾系病，认为慢性肾炎有非湿即瘀的病理特点，创用清化益肾

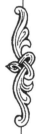

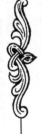

汤治疗慢性肾炎，以清宣解毒法治疗急性发作，用清开降浊法治疗肾衰等。在消化系病方面，创萎缩性胃炎从"痞"论治，消化性溃疡从"痈"论治，溃疡性结肠炎从"痢"论治，自拟治肝八法治疗病毒性肝炎和肝硬变等。共获省部级科技进步成果奖3项，市级科技进步成果奖7项。1955至1961年获省、市历届先进卫生工作者（1956年市劳动模范）；1987至1990年获大连市科技先进工作者；1992年获全国卫生系统模范工作者等称号。先后获大连市优秀著作一等奖3项，2000年获国家知识产权专利局专利1项。1992年始享受国务院颁发的政府特殊津贴。

继承发扬祖国医学遗产，非一代人所能完成。因此，多年来李氏从事教学育人工作，曾任中国中医研究院研究生部兼职研究生导师，辽宁中医学院兼职教授，黑龙江中医药大学客座教授，现桃李满园，有造诣的门生10余人，从而培养了一批高级中医人才。

业余时间除著书立说外，常以晨练、读书、操琴、对奕为乐。弱冠之年，竟为棋而谱，并获关东洲比赛之大奖，此四者至今陪伴李氏，于养生与从医有裨益之助。

李氏业绩被收载于《大连科技精英》《辽宁科技企业家列传》《中国当代中医名人志》及中国教科文中心《现代名医大典》等书中。

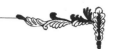

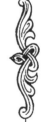

专病论治

一、论经方临证遣方用药规律

仲景在《伤寒杂病论》一书中遗方 374 首，常用药物 174 味。组方法度严谨而不拘一格，用药精灵而不失章法，堪称为后学者之楷模。喻嘉言在《尚论篇》中称仲景方为："众法之宗，群方之祖。"故后人称之为经方也。

1.方随证出：遣方用药的原则性

仲景运用了分析综合的逻辑思维方法，把四诊所获得的纷杂症状和体征归纳组合，形成六经病及方、证。证又分主症、兼症、变证、夹杂证，并据此遣方用药，从而创立了"观其脉证，知犯何逆，随证治之"之千古名言，为中医的临床治疗学奠定了指导思想。然而临床上又如何"随证治之"呢？《伤寒论》中不但为后世制方建立了规范，而且也指出了用药加减化裁的准则。

　　首先，仲景制定了遣方用药的原则，即根据主症，制定主方，方随证出。这一原则贯穿于全论始终，由此可见，主症是这一原则的核心。何为主症，主症之实质是蕴涵着病因、病机、病位、病性、病势、病征和病症等多种概念的高度综合体。约而言之，六经病提纲即是六经病主症。如太阳病的脉浮，头项强痛而恶寒；阳明病之身热汗自出，不恶寒反恶热；少阳病之口苦咽干目眩，往来寒热，胸胁苦满，嘿嘿不欲食，心烦喜呕等……以此类推，六经皆然。细而言之，证从经分、以方类证，汤证即是主症。如桂枝汤主症是头痛、发热、汗出、恶风、脉浮缓之风寒表虚证，又叫太阳中风证。麻黄汤主症是头痛发热、身疼腰痛、骨节疼痛、恶风寒、无汗而喘、脉浮紧之风寒表实证，又称为太阳伤寒证。正如柯韵伯所云："先将诸病线索逐条提清，则一隅之举，可以寻其一贯之理。"《伤寒论》这种证从经分、以方名证的辨证用药原则，层层展开，有顺有逆，对于临证者来说，确有一目了然、得心应手之功。

　　抓住主症即可依据主症制定主方，有一证必有一方，有是证则用是方。如见有发热恶寒、无汗、烦躁、脉浮紧等症状，即可认定是外受风寒、内有郁热证，从而拟定大青龙汤为主方。其他如半表半里的小柴胡汤，里热实证的白虎汤、承气汤等皆然。在临床运用中，对《伤寒论》的主症主方应将原文精神与实际病情密切结合起来，方能取得良效。比如小青龙汤的运用，应是外有表证，内有水饮。但证之临床，有的患者虽无表证，但素有痰饮，咳吐稀薄泡沫痰，亦可用之。因为小青龙汤中的麻黄、桂枝虽可解表，但与干姜、细辛、五味子配伍之后，其功用已转向温化寒痰。故不能以"伤寒表不解"表寒外束为应用小青龙汤之标准。即是说只

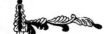

要内有寒饮为其病机，须以温药温化者，就可以使用小青龙汤。这亦可从《金匮要略·痰饮咳嗽病脉证并治》篇中得到印证。"病痰饮者，当以温药和之。""病溢饮者，当发其汗，大青龙汤主之，小青龙汤亦主之。"又"咳逆倚息不得卧，小青龙汤主之。"均说明寒饮所致之咳喘，是小青龙汤的辨证眼目。由此可见，主症与主方的统一性是仲景方药运用的基本规律。

病案举例：

（1）太阳伤寒证

矫某，男，41 岁，1970 年 3 月诊，病志号 60。

病史与主症：严冬春初，某日外出，触冒风寒，遂即恶寒战慄，头痛如劈，肢体酸痛，无汗。自服姜汤不解。观其身在热炕，厚被覆盖，仍恶寒不已，扪其额部灼手，周身无汗。述头痛、恶寒、关节痛甚剧，体温 38.7℃，脉浮紧有力，舌苔白薄。

辨证：风寒之邪侵袭体表，卫阳被束，营阴郁滞，太阳经气流行不畅，故见恶寒、身痛、无汗等症。脉症合参系太阳伤寒表实证。

治则：辛温发汗。

处方：麻黄 3 钱（后下）、桂枝 3 钱、杏仁 2 钱、甘草 1 钱、生姜 2 片，水煎服，被覆取微汗。服药 1 次，得微汗出表解，头痛身痛减轻；2 次药后，诸症消失；翌日参加生产劳动。

按语：麻黄汤系《伤寒论》中治疗太阳伤寒表实证的一张有效方剂，但今人多轻视而不用。考其原因：一是方剂小，恐不胜病而误事，不如用荆防败毒散类方剂稳妥。二是按论中方法煎服，恐无发汗之力。证之临床，方剂不在大

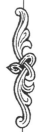

小，只要药证相符即会愈病。至于麻黄汤是否有发汗作用，据个人体会，关键在于麻黄汤中的麻黄如何煎法的问题。如果按《伤寒论》麻黄汤中的麻黄与其他药同煎（论中去上沫亦无意义）则必减弱麻黄的发汗作用。盖麻黄辛苦性温、轻宣中空，具有发汗、平喘、利尿的作用。若用其发汗时，不能久煎，煎久其发散之力已经耗散，势必影响其发汗作用。如将麻黄后入则不失其发汗之力（旧说麻黄宜用陈旧者，更会影响其发散作用）。因思我们学习前人经验，不能墨守成规，而要灵活变通。

（2）太阳中风证

李某，男，51岁，1979年3月5日初诊，病志号101

病史与主症：患伤风3天，曾服羚翘丸，扑热息痛片，发汗后表不解。仍微恶风寒，自汗出，翕翕发热，头痛昏沉，四肢酸楚，鼻塞流涕，时喷嚏，咳嗽吐白稀痰。且胸闷脘痞、恶心、不欲食、口不渴、咽不痛、二便自调，脉浮大而数，舌质红苔白薄，体温38℃。既往有冠心病史，经常胸闷气短，有时心绞痛发作，含服速效救心丸即可缓解。

辨证：病为外感风寒之中风证。虽经发汗，表邪未解，且兼气滞痞满咳嗽等症。脉症互参系太阳中风兼夹气滞痰饮证。

治则：调和营卫，理气化痰。

处方：桂枝3钱、白芍3钱、苏叶3钱、橘皮3钱、炙杏仁3钱、甘草2钱、鲜姜3片、大枣3枚，水煎服。取2剂，日1剂，药后微汗。

服药1剂，覆被微汗，汗后病减强半。继服1剂，诸症霍然而愈。

按语：伤风一证属于小病，但治不得法，往往缠绵多日不愈，其至变证多端。本案感冒 3 天，虽服发汗剂，而病不得解。其因有二：一是辛凉解表难解风寒之邪。二是内夹气滞痰饮，外感引发，单用解表药难以尽解。故仍有微恶风寒、微热汗出、头痛酸楚、鼻塞流涕、咳嗽痰白、脉浮大略数、苔白薄等表证夹饮证。虽已发汗，而风寒之邪未得外解，且口不渴、咽不痛、脉浮、苔白、二便自调，均无外邪传里之征。且其素有气滞痰阻之胸痹痼疾，故一病即见胸闷气短、脘痞纳呆恶心等兼症。此时单用发汗解表剂恐难尽解，所以拟用解肌祛风、调和营卫兼理气化痰之法而收到满意效果。此案虽属小恙，治法简单，但对临床辨证施治或有一定参考价值。

2. 方随证变：遣方用药的灵活性

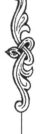

方随证变有两种含义。其一，主症不变，出现兼症者，要根据主方变通加减化裁。其中又有随证加减药味和加减药量之别，此小改其制也。其二，主症全变，主方亦变，此大改其制也。论中有随兼症的增损而加减药味者，如第 21 条："太阳病，发汗，遂漏不止，其人恶风、小便难、四肢微急、难以屈伸者，桂枝加附子汤主之。"本条为太阳病发汗太过，致表邪未去而卫外之阳气已虚。由于表邪未去，故仍可用桂枝汤解表，阳虚不能固汗而遂漏不止，故用主方桂枝汤加附子以扶阳固表。又如第 22 条："太阳病，下之后，脉促胸满者，桂枝去芍药汤主之，若微恶寒者，桂枝去芍药加附子汤主之。"这是太阳病误下后产生的两种变证。由于误下损伤心阳，邪陷于胸而正气仍能抗邪于外，故用桂枝去芍药之阴柔，用桂枝、甘草、生姜、大枣以复心阳而调营卫。若微恶寒者，是表邪内陷，阳气已虚，故用桂枝汤去芍药解表调营

和中，再加附子温经扶阳。这说明若主症稍有变化，则以主方加减药味治之。

另外，论中尚有随兼症的出现，主方药味不变而改变主方的药量以治之。如121条："烧针令其汗，针处被寒，核起而赤者，必发奔豚，气从少腹上冲心者，灸其核上各一壮，与桂枝加桂汤，更加桂二两也。"其人素有寒，复因烧针取汗，损伤心阳，寒气乘虚上犯所致。故以桂枝汤解表邪，所以加桂枝二两者，正如方后解所云：以能泄奔豚气也。"

疾病在其发展过程中，由量变进行到质变阶段，证候出现了根本性的变化。原来的主方已不适用于现证，故必须主方全变，大改其制也。如原文26条："服桂枝汤，大汗出，大烦渴不解，脉洪大者，白虎人参汤主之。"本条原为太阳病表证，但服用桂枝汤大汗出后，表邪虽解，而津液被劫，导致里热炽盛，证转为大烦渴、脉洪大，故原方桂枝汤已属禁例，必须改以白虎加人参汤清热生津。又如第250条："太阳病三日，发汗不解，蒸蒸发热者，属胃也，调胃承气汤主之。"此为太阳病汗后，转属阳明里热实证。由于里热蒸腾，燥盛于里，其病因病机已由风寒邪气在表，转属入里化热聚于胃，主症也由翕翕发热变为蒸蒸发热。说明其病性已发生了本质变化，故已非辛温解表的桂枝汤所宜。遂针对其燥热里实之主症提出新的主方即调胃承气汤泄热和胃以大改其制。其他如太阳病误下引起的结胸、痞证、协热利等等，均因主症改变而主方亦随之应变。

病案举例：

（1）太阳风热证

李某，男，55岁，1971年4月初诊，病志号303。

病史与主症：既往有慢性咳喘史，今春3月突发热、咽

痛、头痛、微恶寒、口干不欲多饮、咳而微喘、吐白稀痰、肢体酸楚、二便自调，曾服羚翘感冒片无效。诊咽部红赤，体温 38.5℃，脉浮滑小数，舌质偏红，苔白薄。

辨证：外感温邪，邪热内蕴，充斥表里，故见发热而渴、微恶寒……咳而微喘等症。脉症合参，证系风热伤肺，表邪未解之太阳风热证。

治则：疏解风热，宣肺解表。

处方：麻黄 1 钱、生石膏 3 钱、炙杏仁 2 钱、牛蒡子 2 钱、桑皮 2 钱、甘草 1 钱、葱白 2 寸、淡豆豉 3 钱，水煎服，早晚各服 1 次。

服药 2 剂，表证已解，体温正常，唯咽红、咳喘未全解，吐痰微黄、脉滑、舌红、苔微黄。此表邪虽解，肺中伏热未除。原方去葱白、豆豉，加清半夏 1 钱 2 分、黄芩 3 钱，进药 2 剂，诸症痊愈。

按语：《伤寒论》太阳病篇第 6 条"发热而渴，不恶寒者为温病。"此案系肺有伏热，复感风热，外感引动伏热而病，故用辛凉解表宣肺清热之法而愈。方中麻杏石甘汤合葱豉汤化裁，实为清解之良剂。谁云《伤寒论》无辛凉解表祛邪法？

（2）春温坏病（春温误治）证

吴某，男，30 岁，1944 年 3 月初诊，病志号 52。

病史与主症：1944 年春患温病，病起服辛温发汗剂，汗后壮热不退，口渴益甚，连续再汗，病情益重，经治罔效，邀余诊治。证见大汗、大热、烦渴不止、喘促、嗜睡、谵语、大便 3 日未行、小溲短赤、舌苔焦黑、脉洪大而数，一派壮热之象。

辨证：初起温病，服用辛温之剂，屡经发汗，伤津耗

气，气阴两伤，邪热入里，故见大热、大汗、大渴、脉洪大等症。脉证互参，系原温病误用火逆之坏病。

治则：清热益气生津。

处方：生石膏5两、知母3钱、麦冬3钱、党参5钱、生山药5钱、荷叶3钱、鲜白梨1枚（切吃），水煎服。

服药1剂，大汗、口渴即减。但热不退，药已对证，原方再继服3剂，汗、热、渴大减，大便已解，喘促已平。焦黑苔渐退转润象，脉转虚数，神识转清，唯午后仍有微热。此系病后气阴未复、余邪未清，改投竹叶石膏汤加减。3剂，病告痊愈。

按语：本案初病春温，屡投辛温燥烈之剂，大发其汗，以致化燥化热，气阴俱伤，邪热入里，乃属"火逆"之坏病。此与烧针、艾灸、火熏热熨之火逆证的机理一致。故根据火逆坏病之法治。先投大剂白虎加人参汤化裁，首剂见效，继服诸症大减。余邪未清，再投竹叶石膏汤加减，竟获全功。

（3）秋燥热厥（燥邪化热致厥）证

李某，男，7岁，1958年9月初诊，病志号1010。

病史与主症：1958年秋，气候炎热少雨，患儿突发高热，体温达40℃，剧烈头痛，但无项强及呕吐，经用西药虽汗出热稍降，但旋又复升。3天后来诊，症见高热、汗出不止、头痛、烦渴喜冷饮、胸腹灼热、手足厥冷、大便3日未解、小溲黄赤、脉滑数有力、舌红而燥。

辨证：外感燥邪，入里化热，伤津耗气，阻遏阳气，不得外达，故见高热、汗出、烦渴、手足厥冷、脉滑数有力等秋燥热厥证。

治则：清泄里热，佐以养阴滋液。

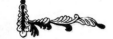

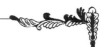

处方：生石膏 3 两、知母 3 钱、麦冬 5 钱、元参 4 钱、党参 3 钱、竹叶 3 钱、板蓝根 5 钱、甘草 2 钱，水煎服，6 小时 1 次。

服药 2 剂，热减渴轻，汗少便通，头痛已止。效不更方，再服 6 剂，热平，诸症尽除。

按语：本案外感燥邪，突发热厥，故用大剂白虎加人参汤化裁而收良效。方中生石膏为君，剂量较大，非此不足以清透其热；佐以知母、竹叶、板蓝根、甘草清泄里热，解毒透达；助以党参、元参、麦冬益气养阴，滋液扶正，含有增液汤之意。由于药证相合，故获良效。

3. 掌握方规：遣方用药的关键性

吴鞠通在《温病条辨》中尝谓："大匠诲人，必以规矩，学者亦必以规矩……至神明变化出乎规矩之外，而仍不离乎规矩之中，所谓从心所欲不逾矩。"仲景制方示人以明确的方规，精究主药又青睐其配伍应用。所谓方规，即是组方的规律。它是以病机为基础，并与药性及药物的主治功能有机结合的统一体。比如半夏泻心汤的组成方规，一为辛开苦降，一为调和寒热，因而它可治疗寒热并存的脾胃同病。验之临床，凡是消化系统的常见病、多发病，诸如胃、十二指肠溃疡，慢性胃炎，慢性肠炎，慢性肝炎等病，只要出现寒热并存、脾胃同病的病机证候，如胃脘痛、呕恶、痞满、腹泻等症状，则用之确有良效。再如理中汤和真武汤的方规，前者是脾阳虚，寒湿内胜，故以参术姜草组方，取其甘温守中，温脾祛寒，主治脾阳虚寒之腹痛泄泻。后者是脾肾阳虚，水湿内停，故以附、术、苓、芍、姜组方，取其辛温而散、温肾利水之功，主治肾阳虚、水气泛滥所致咳喘、肿胀

之症。从二方的组方配伍和病机主治来看，理法方药井然。其中两方虽然均有"姜"，然有干、鲜之分，作用却迥然有别。如理中汤中用生姜，真武汤中用干姜，就不符合组方规律。诸如桂枝汤取酸甘与辛甘合用，栀子豉汤的一清一宣，吴茱萸汤之温肝，白头翁汤之清肝等等，无一不是按其方规所制的。

所谓"主药"，一是指药物在方中的主导作用；一是针对病机起主治作用。论中用药93味，按六经病证的主方来分，其中可称主药者，如太阳病的麻黄、桂枝；阳明病的石膏、知母、大黄、芒硝；少阳病的柴胡、黄芩；太阴病的人参、白术；少阴病的附子、干姜；厥阴病的吴茱萸、当归（厥阴病的主药是从肝寒的病机而论的）。主药统领诸药，直达病所。论中的主药有一味、两味不等。如麻黄在麻黄汤、大青龙汤、麻杏石甘汤、麻黄连翘赤小豆汤中均居主药地位。这是根据主药在方中的发汗、平喘、利水三大功用而斡旋配伍的。论中主药有两味以上者，如桂枝汤、小柴胡汤、小建中汤、黄连阿胶汤等。方中两味主药协同相辅，缺一不成。如桂枝汤中去桂枝则为芍药甘草汤；去芍药则为桂枝甘草汤。由此可见，掌握方规，精究主药配伍关系，对深入理解仲景遣方用药是颇有裨益的。

论中遣方用药除须掌握方规与主药外，尚需注意药量多寡之权衡，这也是方药运用关键性的一大要素。论中诸方，药味相同而药量不同者，屡见不鲜。如桂枝附子汤与桂枝去芍药加附子汤，药味完全相同，但桂枝、附子的用量不同，功能主治亦随之有别。前者是风寒湿邪留着肌肉，身体痛烦，不能自转侧，故加重桂枝通阳化气而祛风；重用炮附子达3枚，温经逐寒湿以止痛；后者为表虚证兼胸满，脉促而

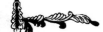

恶寒，故用桂枝汤去芍药，治疗兼胸满之表虚证，用炮附子1枚以温经复阳而治恶寒。总之，论中用药量的大小，是随着病机变化而调整的。

病案举例：

（1）暑温热实（暑温误治）证

由某，男，18岁，1948年7月初诊，病志号70。

病史与主症：1948年暑季，病温数日，自投发散解表之剂，壮热不退，且增烦渴、口干舌燥、二便秘涩。改用白虎加人参汤，服药2剂，热势不减，而诸症增剧，遂邀往诊。病人精神萎靡，昏睡朦胧，时有呓语，面赤汗出，身热灼手，体温39.6℃，午后尤甚，腹胀满闷，大便4日未行，舌质红绛，苔黑燥裂，脉滑数有力。

辨证：外感暑热之邪，直中气分，误用辛温发散之剂，伤津耗气，而气分之邪不得外解，充斥胃府，扰及心神，故见高热神靡、昏睡、呓语、腹满、便结、苔燥、脉滑数有力等暑温实热证。

治则：清热泻实，兼养气阴。

处方：生石膏4两，知母、大黄、芒硝（烊化）各3钱，生地、玄参、党参各5钱，甘草2钱，水煎服，昼夜进2剂，每剂煎2次，并嘱"药后如腹痛，勿惊，泻下燥屎数枚热必除。"服头煎未见分晓，4小时后继进第2煎，果如所云，患者腹痛、肠鸣，泻下燥屎若干，顿觉腹中舒适，继则热减神安。当日即服第2剂，泻下稀水黏液便4次。翌日，诸症悉减。唯身重乏力，午后低热，此余热未尽，气阴未复之象。拟竹叶石膏汤加减善后，竹叶、麦冬、党参各3钱，生石膏1两，生地5钱，生山药4钱，水煎服，4剂后，热平纳增，诸恙皆痊，将息调养，月余康复。

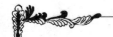

按语：邪热入气分达中焦抵胃府，则秽物壅结，邪热更盛，非大剂清气导下，则阴津有涸竭之危，此即突击截断之法。故以调胃承气汤下燥结，泻热于里，白虎汤辛凉清热于外，合二方为一体，实有后贤"白虎承气汤"之意。内含生地、玄参以增液，党参益气，寓补于通，寓补于清。生石膏日量斤余，先哲用之不鲜见。然而，如迟疑不能果断，则未敢贸然也。《伤寒论》396条云："伤寒解后，虚羸少气，气逆欲吐，竹叶石膏汤主之。"仲师以白虎汤大寒之剂，一变而成清补之方。专为热病之后、余热未清、气阴两伤、胃气不和而设。该患大热后之低热，犹如一浪之两波，洪汛之余，投用此方，堪称有的放矢。

（2）热入血室（经前外感）证

孙某，女，32岁，1976年5月7日初诊，病志号978。

病史与主症：感冒3天，月经突然提前10日来潮。症见往来寒热，胸胁苦满，头痛，关节痛，周身酸楚不适，咽干而红微痛，口渴不多饮，泛恶欲吐，纳呆不欲食，二便尚调，体温38.5℃。病后第5天，经水增多，淋漓不断10余日，色紫红有小块，伴少腹胀痛，曾服中西药治疗无效。于病后第8天来诊，舌红苔微黄而燥，脉象弦数。

辨证：病系外感风热，热迫血行，经水提前来潮而见少阳诸症。经水淋漓不断，此为"热入血室"证。

治则：和解清热，凉血固经。

处方：柴胡3钱、黄芩3钱、姜半夏2钱、丹皮2钱、生地4钱、赤芍3钱、金银花3钱、白茅根8钱、甘草2钱、姜枣引，水煎服，日1剂。

5月10日复诊，服药3剂，表证已解，少腹痛减，经量渐少，再进3剂，经水止，诸症悉解。下次经水正常而至。

按语：本案外感风热，热邪侵入胞宫，激发经水先期而至。表证未解，入里化热，致发生血热妄行、经水淋漓不断、少腹胀痛等症，故用和解清热凉血法而取效。

考"血室"历来医家有种种不同认识，有指冲脉，有指肝脏，有指胞宫。应以胞宫（子宫）为主体，联系冲脉和肝脏为是。盖冲主血海，肝藏血，妇人以血为主，冲脉直接与胞宫有联系，肝藏血，其脉绕阴器而行，亦与胞宫密切相关，故有妇人以"肝"为先天之说。因而冲脉和肝脏皆与胞宫生理、病理相关，所谓"血室"者应包括三者而言。

"热入血室"是指妇女感受风寒或风热之邪，适值月经来潮；或感邪之后，经行先期；或产后气血虚弱之际，寒热之邪乘虚而入"胞宫"。邪热与经血相搏，邪正交争，不得外解，阻于胞脉，因而出现"热入血室"诸症。它不同于一般感冒治法，故仲师列入"热入血室"一证。

（3）热入血室（经期外感）证

孙某，女，27岁。1982年5月10日初诊，病志号2010。

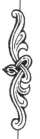

病史与主症：患者平素健康，此次适值月经来潮，感受风寒，病后3天月经即断。症见寒热时作，头痛，少腹坠胀刺痛，腰痛沉重，胸胁苦满，不欲饮食，恶心呕吐。自服解热止痛片，汗出热仍不解，于病后第5天来诊。脉沉弦，舌质暗赤，苔白滑，体温38℃。

辨证：妇人经期，外感风寒，表邪乘虚入里，经水即断，此为热入血室之证。

治则：和解表里，佐以活血逐瘀。

处方：柴胡4钱、黄芩3钱、党参3钱、姜半夏2钱、当归3钱、桃仁3钱、红花2钱、甘草2钱、生姜3钱、大

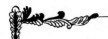

枣5枚，水煎服。

5月13日复诊：服药2剂，热退身安，腰腹痛减。效不更方，续进2剂，诸症悉除，下次经行，无何所苦。

按语：本案外感风寒，适值经水来潮，风寒乘虚侵袭胞宫，经水适断，此为热入血室、表邪未解、血瘀夹热证。《伤寒论》149条曰："妇人中风七八日，续得寒热，发作有时，经水适断者，此为热入血室，其血必结。故使如疟状，发作有时，小柴胡汤主之。"其中"续得寒热，发作有时，经水适断，其血必结"是辨证的关键。本案病后经水即断，有寒热时作的小柴胡汤证，有少腹刺痛坠胀的"其血必结"证，故用小柴胡汤加活血逐瘀之品治之而获良效。

（4）虚寒腹痛（太阴虚寒腹痛）证

赵某，女，40岁。1975年4月12日初诊，病志号2807。

病史与主症：患者宿有脾胃虚寒证，常因受凉而发腹痛腹泻。就诊前3日外感风寒，头痛，周身酸楚不适，时发冷热，腹满时痛，大便溏泻，日2～3次，但无恶心呕吐。病人曾服黄连素片、颠茄片、合霉素片等无效，又服藿香正气水，病增不减，遂来院就诊。诊脉沉弦而缓，舌淡苔白滑，病人头痛体倦，微发冷热，腹满而痛，喜温喜按，大便溏薄。

辨证：宿有脾胃虚寒，中阳不振可知，复感风寒之邪，最易直中太阴而腹痛腹泻。微发冷热者，太阳表邪未解，此时宜两解风寒可愈，其服藿香正气水不效者，因非暑湿之邪，故芳香化浊法不能应效。证属太阴虚寒腹痛。

治则：温中散寒，缓急止痛，兼和营卫。

处方：桂枝3钱、酒制白芍6钱、干姜3钱、大枣5枚、

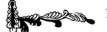

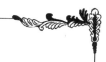

炙甘草 10 克，水煎服，3 剂，日 1 剂。

4 月 16 日复诊，头剂服下，头痛、体倦、腹痛等症均减；再剂冷热、腹泻已解；3 剂服毕，诸症尽除，脉证皆平。

按语：该患素体中阳不振，脾胃虚寒，值外感风寒，外邪易陷太阴，引动里寒，以致表里合病，此时宜温里寒兼和营卫，其病自除。若用苦寒芳化之法，则表证非但不解，更犯虚虚之戒。风寒郁表、脾胃不适、气滞不畅导致"腹满时痛"、大便溏泻，本案虽未经误下，然其病机与桂枝加芍药证基本相符。重用酒制白芍调脾和中、缓急止痛；生姜易干姜增强温中散寒之力，切合病机，药证相符，故效如桴鼓。柯韵伯云："因表证未解，阳邪已陷于太阴，故倍芍药以益脾调中，而除腹满之时痛，此用阴和阳法也"，堪称卓见卓论。

（5）虚寒夹滞腹痛（太阴失治腹痛）证

张某，女，35 岁。1963 年 10 月 14 日初诊，病志号 1876。

病史与主症：病人患结核性腹膜炎 3 年。素日经常腹痛，午后低热，体渐消瘦，经期延后，经水日少。曾用西药抗结核治疗，病情虽有好转，但苦于素日易患感冒，宿疾反复不愈。近日又感风寒，头痛、发冷热、肢体酸痛不适、少腹冷痛。自服解热止痛片，大发其汗，表证虽有减轻，但腹痛益甚，大便 5~6 日不行，遂来院就诊。诊脉沉弦而缓，舌苔燥腻，腹痛拒按，体温 36.7℃。

辨证：虚人外感误服发汗药品，伤津化燥。表邪未净，邪涉阳明，兼并太阴，证属太阴虚寒夹实腹痛。

治则：解表通里，温中理气。

处方：桂枝 3 钱、炒白芍 6 钱、酒制大黄 3 钱、广木香 1 钱 5 分、荔枝核 3 钱、甘草 4 钱、生姜 2 钱、大枣 5 枚，水煎服，2 剂，日 1 剂。

10 月 12 日复诊，药后表解便通，腹痛大减，饮食日增，燥腻苔已退，脉象弦细，实证已去虚寒未复。原方去酒大黄、木香、荔核，加饴糖再服 3 剂，诸症消失而告愈。

按语：该患素有虚寒腹痛证。外感后误以大汗伤阴，导致表邪未净，邪从燥化，病涉阳明，腑实积滞，兼并太阴，虚寒腹痛。当此虚患之体，外邪及里，此乃虚中夹实，表里俱急之证。阳明太阴虚实夹杂，阳虚之体，邪从实化，故有腹痛拒按之"大实痛"证。因用桂枝加大黄汤加味两解表里。方中大黄酒制，缓其苦寒以泄里实；倍甘草补中缓急，使泻而不伤正；加木香、荔枝核以调气止痛，疏通积滞。诸药合凑，通里温中，缓急止痛。初见功效后，即以原方减味，加饴糖实乃小建中汤，以收痊愈之效。据云，后来继进小建中汤加减配合西药抗结核治疗，使痼疾得到根治。

（6）厥阴头痛（病毒性脑炎）证

姜某，女，44 岁。1974 年 12 月 5 日初诊，住院号 2190。

病史与主症：平素健壮，无任何病史。入院 2 日前，突发冷热，头痛肢楚，恶心欲吐，纳呆食少，咳嗽吐白稀痰，自服解热止咳药不效。体温持续在 38~38.7℃之间，遂住院治疗。查体：心肺无异常，咽喉红，扁桃体略大，腹软，肝脾不大。化验，除白细胞略低外（白细胞 3800/mm³）余无异常，诊为"上感"。西药对症治疗，中药人参败毒散内服。住院 3 日，咳嗽、发热好转（体温 37.2℃），但头痛剧烈、恶心、干呕，吐痰为水样涎沫，不能进食。病人精神萎靡不振、颈项强直，巴宾斯基征阳性，做腰穿检查脑脊液，西医诊为"病毒性脑炎"。并予大量抗菌素及对症治疗无效。邀中医会诊，视病人精神朦胧状态，问而能答，冷热、咳嗽已解（体温 36.9℃）。头痛剧烈，巅顶为甚，颈项强，频频恶心干呕，时吐涎沫，不能进饮食，大便溏薄，小便清长，血压正常，化验除白细胞仍低（白细胞 3000/mm³）余无异常，诊脉弦细，舌淡、苔白滑。

辨证：病人按风寒外感治疗，肺卫症状虽见解除，而头痛更加剧烈，且频吐涎沫。体温虽转正常，但非表解，乃病邪入里之征。查其脉证，属肝胃虚寒，厥阴头痛之候。

治则：暖肝温胃，降逆和中。

处方：吴茱萸 2 钱、党参 4 钱、姜半夏 3 钱、生姜 3 钱、大枣 5 枚，水煎服，徐徐饮下 4 剂，日 2 剂，昼夜服药。

12 月 8 日复诊，进药 2 日，头痛干呕均减，精神清爽，二便正常，病情好转。原方 2 剂，日进 1 剂，早晚分服。药后头痛、吐涎沫均止，唯胸胁满闷，口苦纳呆，不欲饮食，时有冷热（体温 37.3℃）。脉弦小数，舌淡红，苔白薄少津。此乃厥阴转出少阳之佳兆，拟和阴阳、转枢机之法，小柴胡汤加减治之。

处方：柴胡 3 钱、人参 2 钱、陈皮 3 钱、杏仁 2 钱、姜枣引，水煎服。服药 4 剂，诸症悉愈。

按话：《伤寒论》中 377 条云："干呕，吐涎沫头痛者，吴茱萸汤主之"。其病机为厥阴虚寒，浊阴之邪循经上逆。故用吴茱萸汤暖肝温胃、降逆和中治之。本案外感风寒，初病太阳之经，表邪未能尽解，传变入里，病及厥阴，虽然表证已除，而厥阴头痛里证更加剧烈，故投入吴茱萸汤，因病势急，日进 2 剂；昼夜服药，已见功效，则日进 1 剂。由于

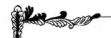

药证相符，故见大效。药后又见少阳证者，此为阴证转阳，透邪外出之佳兆，故按法治之而告愈。由此可见，古方今用，要在识证，有是证而用是方，不为惑也。

二、胸痹心痛诊治经验

胸痹心痛是以胸痛短气为主症的疾病，发病以中老年居多，多由脏腑虚损、气滞、血瘀、痰浊痹阻心脉所致。常由情志不遂、劳累太过、饮食不节、气候变化而诱发；病位在心，病性属本虚标实，与肺、肝、肾、脾、胃脏腑相关。本病临床表现与现代医学之冠心病心绞痛极相似，可以互参。

1. 病因病机：阳虚为本、痰瘀为标

汉·张仲景《金匮要略·胸痹心痛短气病脉证治》首先提出"夫脉当取太过不及，阳微阴弦，即胸痹而痛，所以然者，责其极虚也。"原文开宗明义提出"阳微阴弦"、"责其极虚"为本病的病因病机。历代医家将"阳微阴弦"理解为上焦阳虚，下焦阴寒上乘之义，并不全面。究其原文，是以脉论证，叙述其病因病机，阳微者指上焦阳气之虚，为病之本；阴弦者泛指痰浊、血瘀、寒凝等阴实之邪，为病之标。"责其极虚"者，一语道破，虚是本病的病机根本。但虚在何处，何者为虚，应予深究。有人指出，此处之虚，应是上焦宗气之虚。所言极是，盖胸痹心痛证，病位在胸，心肺所主，气为阳，气虚则阳虚，故上焦阳虚当含胸中宗气亏虚而言。宗气不足则呼吸不畅而见胸闷短气，宗气亏虚无力运行营血则气虚血滞而病胸痹心痛。可见宗气亏虚是胸痹心痛发病之本始。宗气久虚则上焦阳虚，进一步发展必损及下焦肾气元阳，反过来肾气元阳，又会加重上焦宗气心阳之虚，如

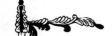

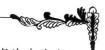

此恶性循环必然使阳虚之病情缠绵加剧，故曰阳虚为本病之本。另一方面，上焦宗气亏虚，则肺气之肃降输布功能减弱，影响津液营血之生成与敷布，故气阴两虚为本病临床最常见之证。同时，阳虚久而不复，亦是阴阳两虚的必然结果，是以无虚则不成胸痹心痛证。

胸痹心痛虽为上焦之病，却是与中焦、下焦之脏腑密切相关。如平素脾胃虚弱，或由饮食不节、膏粱厚味伤其中气，以致纳化失常，升降失司，水反为湿，谷反成滞，水湿内困，痰浊由生，上乘心肺，既可影响肺之肃降输布，又可内入血脉，阻滞心血之运行，以致气滞、血瘀、痰浊相互壅滞而病。故曰痰瘀为本病之标。心肺气阴两虚，进一步发展又可损伤肾阴肾阳，故胸痹心痛久延不愈者，必见肾虚之候。此外，心肺阴虚又可导致肝肾之阴虚，出现肝阳上亢之症。由此可见，胸痹心痛病位在心，常累及肺、肝、肾、脾、胃等诸脏腑。由于本虚标实，相互作用，气血阴阳相关，脏腑相累，因而临床上辨证施治需要从整体着眼。

2. 治则治法：燮理脏腑，补通兼施

心脏有病，可影响其他脏腑，其他脏腑有病亦可干犯心脏，在临床上，胸痹心痛往往伴有其他脏腑的病变。《难经·六十难》有"其五脏相干，名厥心痛"，《灵枢·厥论》载有肝心痛、肾心痛、肺心痛、脾心痛等病名，其中包含着胸痹心痛证，反映了其病因病机与各脏腑有密切的关系。临床诊治本病，当从整体观念出发，燮理诸脏，予以补通兼施之法。

（1）心肺同调、益气养阴、宣痹通阳法

心肺同居胸中，肺主气而心主血，气血贯通，心肺相

关，上焦宗气亏虚，常见气阴两虚之证，气虚无力行血而血滞，阴虚营血不足而心失所养；或由中气素虚，痰浊内生，上犯心肺，使胸中气机壅滞，痹阻胸阳，肺气不畅，心血瘀阻，发为胸痹心痛。症见胸闷短气，隐隐心痛，口干不多饮，心悸怔忡，舌淡红少津，或见腻苔，脉细或弦，治以益气养阴，宣痹通阳，心肺同调。拟益气通痹汤加减（黄芪、太子参或党参、黄精、麦冬、五味子、瓜蒌、薤白、法半夏、桑白皮、丹参）；偏阳虚者，背寒怕冷加仙灵脾、桂枝、细辛；兼心动悸脉结代者，加炙甘草、桂枝、生地；兼痰浊者，胸脘痞满、纳呆、苔腻加橘皮、枳实、川贝母。

病案举例：胸痹心痛（冠心病、心绞痛）证

范某，男，55 岁。1986 年 10 月 7 日初诊，病志号 2629。

病史与主症：患冠心病心绞痛 6 年余。近因过劳而加重，每日心前区刺痛 3～5 次。含硝酸甘油片可缓解，止而再发。伴有胸闷短气，口干不多饮，纳呆食少，倦怠乏力，面色不华，舌淡红少津，胖嫩有齿痕，苔薄腻，舌下络脉暗红细长，脉沉细而缓。心电图提示：慢性冠状动脉供血不足，T 波改变。

辨证：年近花甲，气阴自亏，素患胸痹心痛，因劳倦伤气而加剧，察舌脉证一派气阴两虚、痰瘀阻滞心脉之候，病为胸痹心痛证。

治则：益气养阴，宣痹通阳，心肺同调。

处方：益气通痹汤加减：黄芪 30 克、太子参 20 克、麦冬 15 克、黄精 20 克、桑白皮 15 克、橘皮 15 克、清半夏 10 克、丹参 20 克、瓜蒌 20 克、薤白 15 克。水煎服，日进 1 剂。

10月14日复诊，进药6剂，心痛缓解，胸脘宽舒，短气减轻，口和不干，舌脉同前，效不更方，继进6剂。

10月21日3诊，药后心痛未发，诸症再减。舌转淡红无苔，舌下络脉淡红细短，脉象弱滑，原方增减，继服30余剂，诸症消失，舌脉同前。多次复查心电图，T波较前增高，Tv_1倒置转双向，$Tv_{4\sim6}$由倒置转直立，$STv_{4\sim6}$回升到基线。病已稳定，停汤剂，予生脉散加丹参、三七研粉，每剂5克，早、午、晚各1剂。治约2个月，停药调养，恢复工作，随访半年，一切良好。

按语：本案胸痹心痛多年，因劳倦而加剧。年近花甲，气阴两虚明显。舌红少津，苔薄腻，舌下络脉暗红细长，胸闷短气，心痛频发，口干不多饮，为痰瘀阻滞心脉而见气阴亏虚之候。凡胸痹心痛证，舌诊极关重要，尤其舌下络脉形色变化，对血瘀之辨证是为关键。本案胸闷短气，心前区刺痛，见舌红少津、齿痕、苔腻、舌下络脉暗红细长，是气阴两虚、痰瘀阻滞心脉之特征。治后痰化瘀去，气阴渐复，而舌脉证亦随之好转，是其明证。本案运用心肺同调法，予益气通痹汤，方本《金匮要略》治胸痹心痛效方瓜蒌薤白半夏汤加益气养阴之品。合橘枳姜汤以助中焦之运化，化痰降逆；伍丹参养血活血化瘀，为治心血瘀滞之要药；桑白皮伍瓜蒌，宽胸利膈，宣降肺气以助化痰祛瘀之力，增加益气养阴之功。诸药合凑，心肺同调，益气养阴，宣痹通阳，故收到满意疗效。

（2）心胃（脾）同治，健运中气，化痰降浊法

胃为水谷之海，其大络名曰虚里，贯膈入心，心与脾胃气血贯通，相互为用。脾与胃同主中焦，中气素虚，或肥甘不节，饮食内伤损伤脾胃中气，脾失健运，胃失和降，清升

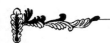

浊降失调，水反为湿，谷反成滞，内生痰浊，上犯心肺而病胸痹心痛。症见胸脘痞满，心前区闷痛，短气倦怠，纳呆便溏，面浮肢肿，面黄不华，舌淡苔腻，脉濡而滑，治以健运中气、化痰降浊、心胃同治，拟建中通痹汤加减（党参、白术、橘皮、枳实、茯苓、瓜蒌、薤白、丹参、清半夏）。偏阳虚者，畏寒肢肿加桂枝、仙灵脾；有瘀者舌有紫气、心前区刺痛加川芎、香附；痰热盛者苔黄腻、口苦烦热加黄连、菖蒲、竹茹，或用黄连温胆汤加减。

病案举例：胸痹心痛（冠心病、心绞痛）证

张某，男，50岁，1986年7月15日初诊，病志号1876。

病史与主症：患者平素体胖，胃中冷而便溏，患冠心病心绞痛2年多。近由饮食不节，心前区闷痛加重。伴心悸短气，胸脘痞满，纳呆食少，饭后饱胀，恶心干呕，倦怠身重，下肢浮肿，大便溏薄，面色萎黄，舌质淡暗，苔白腻，舌下络脉淡紫细长，脉濡缓而结。心电图提示：心肌缺血，ST-T波变异，伴不完全右束支传导阻滞。

辨证：病人年已半百，阳气已虚。中阳不振，脾虚不运，痰湿内生，故见痞满，纳呆便溏，面浮肢肿，舌淡苔腻。痰湿阻滞心脉而见心前区闷痛、短气、心悸、脉结等症。证属中气亏虚，痰滞心脉之胸痹心痛。

治则：建运中气，化痰降浊，心胃同治。

处方：建中通痹汤加减：党参20克、苍白术各10克、茯苓15克、桂枝10克、橘皮10克、枳壳10克、清半夏10克、瓜蒌20克、薤白15克、丹参20克、生姜10克，水煎服，日进1剂。

7月22日复诊，进药6剂，胸脘痞塞已舒，心前区闷

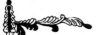

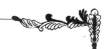

痛缓解，呕恶已平。效不更方，继进6剂。

7月29日三诊，病情继续好转，脘痞心痛已除，心悸未作，浮肿亦消，舌红苔白薄，舌下络脉淡红细短，脉弱滑，未见结代。原方加减治疗30余日，诸症消除而稳定，遂停药，嘱饮食调摄，注意养生。随访半年，一切良好。

按语：本案所服建中通痹汤，系由瓜蒌薤白半夏汤合橘枳姜汤、苓桂术甘汤化裁而成。重在建运中气，化痰降浊，心胃同调。方中党参、二术、桂枝、生姜益气建中，鼓舞中阳；橘皮、茯苓、半夏化痰理气降浊；瓜蒌、薤白宽胸理气；佐以丹参养血活血；枳壳行气以化痰祛瘀，是胸痹心痛常用有效之品。由于药证相符，故有良好疗效。可见心胃同治是胸痹心痛有效治则之一。

（3）补肝养血、疏肝解郁、安神宁心法

心主血脉而藏神，肝藏血而条达气机，心肝二脏相互为用，同主营血，和则气畅血运，阴濡而阳潜，病则气滞血瘀，阴不制阳，故前人有"肝气通则心气和，肝气滞则心气乏"之说。胸痹心痛证，常由情志内伤，气郁化火，火郁伤阴，阴不制阳，上扰心神，郁滞心脉，症见头晕目眩，心悸烦热，失眠多梦，胸胁苦满，心前区隐痛，舌红少津，苔薄黄，脉弦或数。治以柔肝疏肝、养阴清热、安神宁心，佐以化瘀通脉，拟养肝益心汤加减（何首乌、生地、枸杞子、柏子仁、炒枣仁、知母、茯苓、川芎、丹参、生白芍、甘草）。偏阴虚火旺者，口苦头痛加炒栀子、白蒺藜，去川芎；偏阳亢者，眩甚肢麻加石决明、牛膝、生龙牡；兼气滞血瘀者，舌有紫气，心前区刺痛加香附、郁金、瓜蒌。

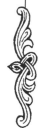

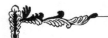

病案举例：胸痹心痛（冠心病心绞痛伴植物神经功能紊乱）

张某，女，54 岁，1987 年 3 月 21 日初诊，病志号 237。

病史与主症：患者 49 岁绝经后，经常烦热面烘而汗出。近来时发心悸怔忡，胸胁苦满，心前区隐痛或刺痛，口干舌燥，烦躁易怒，失眠多梦，血压有时偏高。心电图提示：心肌供血不足伴室性早搏。西医诊为冠心病心绞痛、植物神经紊乱。屡用中西药治疗无显效而来诊。诊脉弦细而结，舌偏红少津，舌下络脉紫红怒张。

辨证：病人已绝经，肾气亏虚，天癸将竭，脏腑阴阳失调，易见阴虚阳亢之征，故有面烘汗出，烦躁多怒，失眠多梦，口干舌燥等症。更由脏腑失调，心肝阴虚，阳亢火旺，心脉失养而致心悸怔忡、胸痹心痛。

治则：养阴清热，柔肝疏肝，安神宁心，心肝同治。

处方：养肝益心汤加减：何首乌 25 克、生地 25 克、生白芍 15 克、柏子仁 15 克、丹参 15 克、知母 15 克、茯苓 15 克、炒枣仁 25 克、香附 10 克、郁金 10 克、生龙牡各 25 克。水煎服，日进 1 剂。

3 月 28 日复诊，服药 6 剂，心悸烦热、心前区痛减轻，头眩、失眠诸症大见好转。偶有心悸、心痛小作，但极轻微。血压似有波动偏高，舌红少津，脉弦偶见结象，此阴虚阳亢之势未平。原方加石决明 25 克、钩藤 25 克，随证加减，病情日渐好转。先后治疗 2 月有余，诸症消失，舌转红润，脉弦滑无结脉。多次复查心电图，提示 T 波低平，室早未见。嘱将汤剂改膏剂，继续治疗 3 个月，诸症稳定，心悸心痛未复发，复查心电图，提示 T 波已经正常。停药观察半

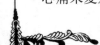

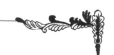

年，一切良好。

按语：本案由于妇人经绝期，心肝阴虚，阳亢火旺，心脉失养而病心悸心痛。拟养肝益心汤，方中何首乌、生地、柏子仁滋阴柔肝，安神宁心；生白芍合知母益阴清热，缓急平肝；丹参伍炒枣仁养血活血，安神益心；香附配郁金疏肝理气，活血定痛；生龙牡与茯苓同用专于收敛浮越之阳而宁心定悸。诸药合奏，养肝益心，清热安神而治胸痹心痛、心悸不寐等。

（4）温补肾阳、交通心肾、回阳复脉法

胸痹心痛病延日久，由宗气亏虚渐致心阳虚微，进一步发展损及肾之元阳。或年老肾虚，阳气不足，心阳失助，导致心肾阳气虚衰，此为胸痹心痛重证，症见心痛彻背，背痛彻心，短气不续，四肢不温，甚则汗出肢冷，唇青舌紫，脉微细欲绝，或见结代，治当急温肾阳，交通心肾，回阳复脉，以防亡阳厥脱，拟回阳复脉汤加减（红参、炮附子、桂枝、丹参、炙甘草）。见厥逆肢冷汗出者，加干姜、煅龙牡；心痛甚者加檀香、元胡，或失笑散，含服速效救心丸。

病案举例：真心痛（冠心病，心梗）

陈某，男，55 岁，1985 年 10 月 7 日初诊，病志号 1076。

病史与主症：患冠心病，心前区闷痛，反复发作 3 年余，曾服中、西药治疗，时缓时急，病未稳定。1 个月前在夜睡中突然左胸剧痛而醒，痛彻左肩背，伴有汗出短气，头眩乏力，当即去医院，诊为"心肌梗塞"而住院。经抢救，病情渐缓解，仍有胸闷短气，心前区时有刺痛如锥。心电图提示：前间壁心肌梗塞，ST 段抬高。谷草转氨酶 2801U（280 单位），血压 12/8kPa（90/60mmHg）。入院后经中西药

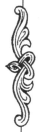

治疗配合吸氧，病情仍未稳定而邀诊。视病人精神萎靡不振，语言无力，面色㿠白不华，舌质暗赤有紫气，苔白腻，舌下络脉淡紫细长，脉沉弦细。

辨证：病人素有胸痹心痛史。今突然心前区剧痛如刺如锥，心痛彻背，背痛彻心，且伴有心痛短气，汗出乏力，舌暗赤有紫气，苔白腻，舌下络脉淡紫细长，脉沉弦细。属真心痛急发渐缓，胸阳不振，痰瘀痹阻之证。

治则：益气活血，通阳宣痹。

处方：①先舌下含服速效救心丸6粒，日3次。②继服汤剂：红参15克、黄芪30克、清半夏10克、当归15克、川芎10克、瓜蒌20克、薤白15克，水煎服。日进2剂，昼夜服之。

10月15日复诊，按上法治之，当即心痛缓解，心前区舒畅，进汤剂后，病情逐渐好转而稳定。昨日复查心电图，ST段已转低平，谷草转氨酶及血压均转正常。舌质红润，苔白薄，脉象沉细。原方加麦冬15克、黄精20克、丹参30克、桂枝10克，水煎服，日进1剂，并停用其他一切药物。

10月22日三诊，病情逐渐稳定，心前区已无不适之感，饮食二便正常，病人已能下床活动，生活完全自理。舌淡红润，舌下络脉暗红细短，脉来弱滑。

同年12月25日，病情稳定而出院。嘱服生脉散加丹参、三七约2个月，多次复查心电图已转正常，并已恢复工作。随访半年，一切良好。

按语：本案系冠心病、急性前间壁心肌梗塞。属真心痛急发渐缓阶段，发病已过两候。临床经验所见，冠心病急性心肌梗塞者，常见舌质紫暗，舌苔白腻或黄腻，舌下络脉

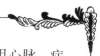

淡紫细长。其见黄腻苔应注意痰热浊邪与血瘀互阻心脉。症见恶心、呕逆、腹胀、便秘者，当用清化痰热、化瘀宣痹之法，如橘枳姜汤合丹参饮加减。本案苔白而腻，舌下络脉淡紫细长，脉沉弦细，证非热痰所致，乃痰瘀互阻，气血亏虚，胸阳不振之候。故用益气活血、通阳宣痹之法。方中红参、黄芪旨在益气，使气壮血行；当归、川芎、丹参养血活血，以通血脉；瓜蒌、薤白、半夏、桂枝等，温通心阳，宣痹行气，化痰降逆；更加麦冬、黄精滋补阴液，鼓动心脉，以助气血生化之源；末用生脉散合丹参、三七益气养阴，活血化瘀，巩固疗效，以收全功。诸药合用，变通加减，故收桴鼓之效。

三、中风诊治提挈

中风（脑血管意外）是中老年人常见的急性病之一，以突然发生昏迷、偏瘫、口歪、语言不利为主要临床表现。根据病位浅深和病势缓急，分为中经络与中脏腑两大证。现代医学认为脑血管意外分缺血性与出血性两大类；就其临床表现而言，前者多属中经络证的范畴，后者多为中脏腑的范畴。发病多在中年以后，心、肝、肾三脏之间阴阳平衡失调，以致阴虚阳亢、化火、生痰、动风、血瘀横窜经络，甚则逼血上冲脑部，而成"血之与气，并走于上"的大厥证。

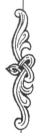

1. 观神态，当辨病位深浅

现代医学认为中风为脑血管意外，故又称脑卒中，病位在脑。中医学则认为脑属"奇恒之府"之一，为髓海，是髓之汇集处，其气与肾相通。中风病位在脑，秦汉以前医家已有所注意。《内经》说："大怒则形气绝，而血菀于上"和

"血之与气，并走于上，则为大厥。"其中所说的"上"皆指脑而言，说明前人对中风病位在脑其中亦有所认识。但从中医学脏腑经络相通的整体观及临床表现分析，其病位虽在脑，其病变则涉及肾、肝、心、脾及胃等多个脏腑和经络。历代医家根据仲景《金匮要略》"邪在于络"、"邪在于经"、"邪在于腑"、"邪在于脏"的定位分类，概括为"中经络"和"中脏腑"两个不同病变定位层次，沿用至今仍有效地指导着临床辨证施治。这两个定位分类，鉴别要点在于观察病人的神志有无昏迷，瞳神有无异常。盖脑为元神之府，神明在心，诸神之会，神机之源，而五脏六腑之精气皆上注于目，故神态有无昏迷、视瞳神有无异常为辨证要点。中经络证，病位浅，病势轻，邪在肢体经络，故神志常为清醒；中脏腑证，病位深，病势重，邪在脏腑神明，故有神态之变化。临床上根据有无昏迷、瞳神有无异常，判定病位浅深，病势之轻重，执简驭繁，指导临床，符合实际情况。此即《内经》所说"有诸内必形诸外"的具体应用。

2. 明闭脱，须辨邪正虚实

中风证最为险恶的是中脏腑中的闭、脱二证。其病理表现为本虚标实，本虚者指气虚、阴虚或阳虚，标实者是风、火、痰、瘀为患。一般说，闭属实证，由风、火、痰、瘀逆乱于上，络伤血溢，元神闭塞，或痰瘀互结，阻于清窍，灵机失司所致，根据病情不同而有阴闭阳闭之分。而脱证则属虚证，由脏腑元气衰败，真阴枯涸，元阳外越所致。据阴阳之亡，又有阴脱、阳脱之别。若脱由闭而来者，则为风火上冲，痰热消烁真阴，耗伤元气，甚或气血双亡而脱，病情十分险恶。亦有闭脱相兼而虚实夹杂者，临证当详辨邪正虚实

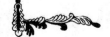

而救治之。

闭脱二证，皆为险恶之候，闭证属实，以开窍为主；脱证属虚，以固脱为先。相对地说，闭证属邪实，以通窍开闭、泻浊祛瘀救活较易；脱属正虚，脏气衰微，必须急用固脱之法，迟则难救，盖邪实易去而正虚难复也。因而脱证一现，不待诸种脱象具备而后治之，要见微知著及时抢救。即在闭证中见少数脱象，如面色由红转苍白，额汗不温，脉象由弦劲而转微细，或虚大无根，血压有下降趋势者，即应及时采用固脱之法，否则危殆立至。

3. 析病机，审辨标本主次

中风病虽然发病急骤，但其病因病机的形成，却是较长时期的潜在过程。就其全过程而言，本虚者，气虚、阴虚或阳虚，是脏气之虚，为病理的基础；标实者，风、火、痰、瘀，为病理的产物。盖风者即肝风，系由肝肾阴虚，水不涵木而阳亢化风；或劳心过度，耗伤心阴而心火暴涨，或大怒伤肝，肝火上逆引动肝风。火者指五志化火，肝阳亢盛则肝火上冲，肾阴不足则虚火上逆，阴虚火旺则心火妄动，辛辣厚味、脾胃积滞化热，均能引动内火之发。痰者多由肥甘厚味，饮酒太过，内伤脾胃，运化失司则聚湿生痰，或由郁怒忧思而气滞生痰。瘀者多由气郁血滞，或由气虚不运而成血瘀，风、火、痰凝日久皆能致瘀。标本之间二者又可互为因果，但有先后主次之别。

前人对中风病因病机的认识是从不完善到完善的。汉唐以前，如《内经》《金匮要略》皆以内虚外风立论；唐宋以后，金元时代刘河间主火、朱丹溪主痰热、李东垣主气虚；明代张景岳提出"非风"论，认为中风病"本皆内伤，积损

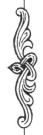

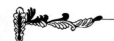

颓败而成，非外来风邪"；清代叶天士进一步阐明，肾水不足，木少滋荣，肝阳偏亢，风从内动，是中风病的发病机理。近人张伯龙、张天雷均认为，正虚是本，风、火、痰、瘀邪实为标。于此，可见中风的病因病机，前人早有明确诊断。再从临床发病年龄来看，多在 40 岁以上，近人有报道，41 岁以上发病者占 96.2%，说明中年以后，人的体质一般由盛转衰，而且中风病人多与高血压、动脉硬化、心脏病、糖尿病、肥胖症等老年病密切相关，而这些病多属虚证或虚中夹实证，这与《内经》所说的"人年四十，而阴气自半，起居衰矣"是相吻合的。故中风病应属内伤病，而且以虚损为其病本，标实之风、火、痰、瘀均由本虚演变而形成。由此可见中风病的本虚标实虽然病机错综复杂，然而标本之间有主次先后之分。

4.论治法，明辨缓急先后

中风之发病，由于邪正盛衰有异，标本缓急有别，因而临床表现约有二证：一是缓而急的轻证，病在经络。常于晨醒时不能起床，或于劳动时，突感半身肢体瘫软而倒地，或持物落地，通常神志清醒，血压偏高或正常。部分病人起病前有头痛眩晕、肢体麻木等中风先兆证候。起病由缓而急，常于发病 1～2 天后，逐渐出现瘫痪、口歪、语言謇涩、唇缓流涎等症，治疗大法为平肝息风、化痰活瘀、益气通络。二是暴而速的重证，病入脏腑。起病卒然昏倒，不省人事，口舌歪斜，半身瘫痪，鼾睡或抽搐躁动，二便失禁，或一侧瞳神散大。起病暴而速，病情险恶，据病程与病势，临床当分急性期（闭、脱证）、恢复期与后遗症期。分别施以息风、清火、化痰、开窍、固脱、益气通络等法治之。

病案举例：

（1）中风（脑血栓形成）中经络证

张某，女，59 岁。1987 年 10 月 6 日初诊，病志号 1067。

病史与主症：高血压病史 20 余年，经常头痛眩晕，手指麻木。近因家务纠纷而郁怒生气，翌日醒后起床，突感肢体软弱无力，头痛恶心，眩晕目糊，口粘纳呆，二便不畅。又过 1 日，渐次出现右侧半身不遂，口舌歪斜，时有抽搐，遂来急诊入院，经 CT 检查确诊为脑血栓形成。

患者神志清晰，问话能答，但舌强板滞，语言不清，右侧偏瘫卧床不起。诊脉弦劲有力而数，舌质红，苔薄黄，舌下络脉淡紫粗长。

辨证：高血压史多年，伴有头痛、眩晕、肢麻等症，阴虚阳亢之体，复因肝气暴涨，木火动风，故见头痛恶心、眩晕目糊、抽搐等症。继则半身不遂，口舌歪斜，已成风中经络证。为肝风内动、痰瘀阻络所致。

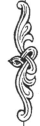

治则：平肝息风，化痰通络。

处方：平肝息风汤加减：生赭石 15 克、怀牛膝 15 克、夏枯草 15 克、天麻 10 克、钩藤 25 克、枸杞子 15 克、白蒺藜 15 克、橘红 10 克、菖蒲 6 克、郁金 10 克、鸡血藤 25 克、生龙牡各 30 克，水煎服，日 1 剂。

10 月 17 日复诊，药后眩晕渐平，抽搐已止，血压正常，但半身不遂如故。舌淡红无苔，舌下络脉淡紫细短，脉转弦缓。此风火已潜，证转气虚血滞。予自拟益气复瘫汤加减治之：黄芪 50 克、当归 10 克、川芎 10 克、赤芍 10 克、红花 15 克、竹沥半夏 10 克、橘红 10 克、炮山甲 6 克、地龙 15 克、夏枯草 15 克，水煎服，日 1 剂。辅以针刺，治疗 1 个月余，已能生活自理，复查 CT 大部病灶吸收，遂出院调养 3 个月

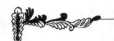

余而康复。

按语：本案为阴虚阳亢之体，郁怒不解；肝火暴涨引动内风，而发中经络证。故初用平肝息风汤，先清肝降火以息风，则头痛、眩晕、抽搐悉平。继进益气化瘀之法以复偏瘫。益气复瘫汤中用黄芪补气以行血；当归、川芎、白芍、红花活血养血以化瘀，伍炮山甲祛瘀通络，三药合用为治痰瘀阻络之良药。配夏枯草、地龙以清未尽之肝火，防风火之复燃。诸药合奏平肝息风、化痰通络之功。兼施针刺疏通经络，故收到良好效果。

（2）中风入脏（脑溢血）闭脱相兼证

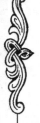

王某，男，60 岁。1965 年 10 月初诊，病志号 689。

病史与主症：该患以脑溢血急诊入院。症见大汗淋漓，手足厥冷，面色微红如戴阳状，喉中痰声漉漉，神志昏迷，二便失禁，口噤不开，两手握固，脉浮大而空，沉取欲绝。

辨证：患者年高体弱，脉络空虚，风邪乘虚而入，直中脏腑，气血闭阻，阴阳不相维系，阳绝阴竭。故见神昏、大汗、手足厥冷、面红、口噤不开、手撒遗尿等一派中风入脏、闭脱相兼之症。

治则：回阳固脱。

处方：红参 1 两、炮附子 1 两，水煎浓汁徐徐鼻饲。至次晨，症状未见明显好转，即投四逆加人参汤，人参 1 两、干姜 5 钱、附子 5 钱、甘草 5 钱，浓煎 1 剂。鼻饲后汗出已少，又服 1 剂，手足转温。昼夜连服 2 剂，厥回汗止，身转大热，体温 38℃，脉转洪大而数。此阴证已转阳，应治以平肝息风、清心开窍，方用羚羊钩藤汤加减，配服安宫牛黄丸等。约 1 周神志清醒，二便自理，痰声已平，体温正常，病情稳定。唯右侧半身不遂，投以补阳还五汤加减，配合针

刺疗法，2个月后渐能扶杖行走，生活渐能自理。

按语：此病例为阳气欲亡、闭脱相兼之证，病情十分危急。闭脱相兼，救脱为主，如不用大剂回阳固脱之药，恐失掉抢救机会，故用四逆加人参汤获得回阳固脱、阴证转阳之机。症见厥回汗止，身转大热。在此基础上，继进清肝息风、通窍开闭之剂，羚羊钩藤汤合服安宫牛黄丸使神清热平。留下的半身不遂，给予补阳还五汤益气化瘀，结合针刺疏通经络，使偏瘫日渐恢复而能生活自理。

（3）中风复发（脑栓塞）

张某，男，60岁。1976年8月初诊，病志号765。

病史与主症：2年前患中风病（脑血栓形成），治后神态步履如常人。日前突发眩晕，关节酸痛，继则神识迟钝、举箸落地，语言謇涩，口眼歪斜，左半身不遂（脑CT诊断：小灶脑栓塞），诊脉细弱而涩，舌萎色淡光剥无苔。按肝阳化风投镇肝息风汤不效而来诊。

辨证：久病气虚，血行不畅，夹有痰火，瘀阻脉络，故见神呆语謇、口舌歪斜、偏瘫等中风证。

治则：益气养血，化痰通络。

处方：黄芪1两2钱、当归3钱、川芎2钱、麦冬4钱、石斛4钱、桃仁3钱、地龙3钱、赤芍3钱、红花2钱、石菖蒲1钱5分、僵蚕2钱，水煎服，药后病渐好转。共服20余剂，语言清晰，行动如常，调养数日完全康复。

按语：该患初诊症见眩晕、关节酸痛、口眼歪斜、语言謇涩，似为痰火上扰、肝阳化风证。再次发病，又见舌萎而淡，脉细弱而涩，乃属虚实夹杂之证。虚实二证何者为主？应加详辨，然辨析舌诊尤为重要。《灵枢·经络》曰："唇舌者，肌肉之本也。脉不荣则肌肉软，肌肉软则舌萎……"观

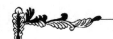

其舌萎而淡，为中风日久，筋脉失养，气血不营所致，而且舌上剥脱无苔，乃胃阴大伤之候。详察脉证，此乃气虚血滞之证，而非风痰实证。当以补气活血佐以化瘀通络论治，方用补阳还五汤加麦冬、石斛养胃阴，伍石菖蒲、僵蚕开窍息风，由于药证相符而获显效。

四、头痛顽证从瘀论治

余在临诊中，对头痛一证留心观察，医家从风、从寒、从湿、从痰、从火、从虚论治者多，从瘀论治者少，以为瘀血留于脑府，若无外伤史者，何以为据？故瘀血头痛常被忽视。殊不知瘀血头痛证临床最为多见，有原发、继发之别。原发者或有外伤史，续发者可由其他原因造成。故从因论治者虽多，然其疗效并非均佳。

余认为就其病因而言，头痛之因虽众，但病程日久，疼痛剧烈不已者，从瘀论治更为妥贴。一则风、寒、湿、痰、火、虚等病因容易转瘀，以寒凝、湿滞、火郁、痰阻、虚而不运等莫不如此；二则久病入络，瘀而不通，痛如锥刺，固定不移，是致瘀常见之相互因果。故头痛从瘀论治，从广义上说，是治本之法，常用之法。

瘀血头痛之诊断，临床除见脉细涩，或弦大，舌质暗赤有紫气或见瘀斑瘀点外，最可靠的证据是观察舌下络脉的形态与颜色，只要见青紫、淡紫、粗大而长，甚或怒张有结节，结合临床证候，便可基本断定瘀血证。

余积几十年之经验，悟出一方，以芎归汤为基础加蜈蚣、细辛二味，名曰通络头风汤，用于临床，颇有效验。有注射杜冷丁头痛不解者，服本方霍然而愈。

余拟此方，收效之因有二：一则药少而精，针对性强。

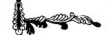

方中主药川芎帅先，辛温味薄而气雄，功擅疏通，上行头目，下行血海，善于理气活血，搜风止痛，为血中之气药，气行血活，故瘀血之垒可被攻破；当归养血活血，善于通经止痛，辅川芎增强止痛之效，抑川芎辛窜太过之弊；细辛、蜈蚣虽为佐使之药，但方中不可无，乃本方行军破敌之先行，止痛获效之上品。二则量大而专，有的放矢。世人以为川芎辛温香窜不可过用，其实不然，顽证痼疾，犹如敌营堡垒，不用足量炸药，只是隔靴搔痒。余用川芎，最小量起于15克，以后递增，对头痛剧烈者，经常用到50克以上，实践中并无伤阴香窜之弊。当然与当归性柔而润，起到保君抑将、防止副作用之功有关。此君臣佐使配伍之妙也。

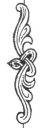

另外，"细辛不过钱"之说，亦不足道。余用细辛以止痛，最少起步于3克，递增到9克，并无不良反应。蜈蚣有毒，人皆畏之，但治瘀血头痛，确有祛风镇痉、搜风通窍、逐瘀止痛之效。一剂药用3克，并无毒性反应，故大胆用之，效如桴鼓。

再则随证加减，伍以适当引经药，亦为提高疗效之不可少，此为常法，不另赘述。

余用通络头风汤，从瘀论治，治疗头痛顽证，乃效方沧海中之一粟。只要辨证准确，因瘀施方，头痛顽疾，不难霍然而愈。

病案举例：

（1）瘀血头痛（颅脑损伤综合征）证

黄某，男，32岁。1979年3月5日初诊，病志号301。

病史与主症：患者于1978年秋季头部受外伤，昏迷1天，伴恶心呕吐而收入某医院，苏醒后头昏晕痛，治疗月余无显效而出院。嗣后头痛时剧时缓，按之不减，心悸健忘，

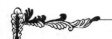

失眠多梦，针药并施，其效不佳。近日被医院诊断为"颅脑损伤综合征"。查其舌质淡红，边有紫色，舌下络脉青紫粗长，脉细涩。

辨证：血络受损，气随血失，血运不畅，又离经之血成瘀，阻于阳络，故见头痛、心悸失眠等症。

治则：补血活血通络。

处方：通络头风汤，当归1两、川芎4钱、细辛1钱、蜈蚣2条，水煎服，日1剂。

服药6剂，诸症悉减，偶有纳呆，原方加公丁香1钱。

继进6剂，头痛著减，纳增寐安。每有劳神则小痛时作，偶有失眠，余无所苦。原方增损又服10余剂，日渐益安，头痛告愈，追访至今未发。

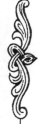

按语：该患系外伤引致头痛，从瘀图治而获痊愈。其瘀由来二途，一者离经之血，不得归经；二者外伤失血，血虚无力以运，犹如小河之水少，流而不畅。若欲通之，必先充之。故重用当归50克，补血以通滞。《灵枢·平人绝谷》曰："血脉和利，精神乃居。"《素问·四时刺逆从论》云："血气上逆，令人善忘。"本例之失眠健忘，究其原委，亦系瘀血所致，故与痛并见，偕痛俱去。

（2）瘀血头痛（血管神经性头痛）证

刘某，女，42岁。1980年2月2日初诊，病志号283。

病史与主症：头痛数载，西医诊为神经性头痛，每值经前尤甚，轻则口服止痛药，甚则肌注杜冷丁，方得一缓，经后诸症稍减。本月经期后愆，头痛又作，经来色暗有块，乳房及腰腹均感胀痛，口干欲饮，饮而不多，舌质淡紫，舌下络脉紫暗粗长，脉沉弦。

辨证：瘀血内阻，百脉不利，血行不畅，气行受阻，故

见头痛、腰腹胀痛等症。

治则：化瘀行滞。

处方：当归1两、川芎6钱、香附3钱、红花3钱、细辛1钱，水煎服，日1剂。

服药3剂，经来较畅，有块，腹已不痛，头痛亦减。舌紫，脉沉弦。原方去红花，加蜈蚣2条。

服药10剂，头痛锐减，嘱其暂停服药，待下次经前继服。连疗4个经期，非但头痛蠲除，痛经也霍然而愈。

按语：本例示人以明理：①诊病要有整体观念。夫血行脉中，环周不息，一旦瘀阻则百脉不利，上扰髓海，下及血海，头痛及痛经乃本一而标二。妇人以血为本，故通过经带胎产证候、乳之病变也可为有瘀血之佐证。该患经前头痛尤著，经后则缓已为明据。②观前医用药，多为疏肝理气之类，气为血帅，理气固然可用，然而血之瘀甚，不用气药尚欠一筹，故方中用香附配川芎，行气以活瘀，相得益彰。③该患之口干非热，乃瘀血作乱。正如唐容川所谓："血在里则口渴……名曰血渴。瘀血去则不渴矣"。洵属卓见。

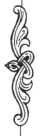

（3）瘀血头痛（三叉神经痛）证

王某，女，50岁。1980年10月6日初诊，病志号1098。

病史与主症：患者偏头痛反复发作数年，经某医院诊为"三叉神经痛"。近日来疼痛频作，如刺如割，其痛难忍。中西药皆尝而无效，针刺、封闭亦不减。就诊时，患者呻吟，不断搓揉左侧头面。局部肌肤甲错，其色黧黑，面肌时有抽动。舌下络脉紫暗粗长，脉弦细。

辨证：瘀血内阻，百脉失养，风痰上扰，故见头痛、面搐、肌肤甲错等风痰瘀血阻络之症。

治则：祛风化痰，活血通络（通络头风汤加味）。

处方：川芎6钱、当归6钱、细辛1钱、蜈蚣2条、白芷3钱、白附子1钱、甘草2钱，水煎服，日1剂。

服药6剂，头痛程度减轻，次数减少，原方川芎加至8钱。

继药6剂，头痛大减，效不更方。川芎加至1两，非大剂不能攻其顽。

再服6剂，诸恙悉平，上方小其制以收全功。当归6钱、川芎4钱、细辛1钱、蜈蚣2条，4剂水煎服，随访至今，已告痊愈。

按语：本例辨证眼目在于"久痛入络"。凡病程日久而痛顽，当责有瘀。面色黧黑，舌下络脉紫粗，则瘀血头痛确凿无疑。面肌搐动，必挟风痰。是方重用川芎1两活血行气，祛风止痛。首剂6钱，每3剂加1钱，意在渐增其量，防止香窜骤张。一味白芷名都梁丸（百一选方）专治头痛。此方佐之，用以芳香宣窍，祛风止痛，且可引经。白附子祛风化痰，三者配伍，善疗偏头痛，如良方飞虎散、回春七生丸等皆仿此立意。另外，在遣方施药中，用药如用兵，兵不在多而在精，药不在繁而在专，祛邪务尽，把握病机，突击攻之。该患痼疾，药量非大而不克，然而又要中病即止，勿使过剂，实为医者之难，关键在于运用之妙，存乎一心。

五、眩分虚实，治从标本缓急

眩晕者，目眩头晕也。《内经》称为"眩""眩冒"。病因病机虽然错综复杂，概括之，不外虚实两类，故前人有无虚不作眩、无痰不作眩之说。虚者，肝肾阴虚，心脾气虚，为病之本；实者，风、火、痰、瘀，为病之标，二者

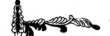

常互为因果。临床上纯虚纯实证者少，本虚标实者多，风、火、痰、瘀、虚常相互并见。辨治大法，当审其标本缓急而治之。

1. 阴虚是本，风火为标，滋阴清火息风

《内经》曰："诸风掉眩，皆属于肝……诸热瞀瘛，皆属于火"。肝阳风火之证，多由肾阴素虚，水不涵木，木少滋荣，风阳上扰；或阳盛之体，忧思郁怒，气郁化火，肝阴暗耗，风火上升，发为眩晕。临床主症：眩晕，耳鸣，头胀痛或抽掣痛，性情急躁，烦躁多怒，常因恼怒而晕痛加重，失眠多梦，手足心热，口干口苦，四肢麻木；舌红苔黄，脉弦劲或数。治以滋阴潜阳，清火息风，方用天麻钩藤饮化裁（天麻、钩藤、白蒺藜、何首乌、生地、龟板、夏枯草、黄芩、苦丁茶、石决明、珍珠母），水煎服。肝火偏旺者，面赤目红，舌苔黄燥加龙胆草、炒栀子清肝泻火，便秘者加生石膏、酒军通腑泻肝；偏风盛者，眩晕欲仆，泛恶欲吐，甚则舌强肢颤加生龙骨、生牡蛎、生赭石潜阳息风；剧者加羚羊角粉冲服，清肝息风；血压高难降者，加生赭石、灵磁石、寒水石镇降冲逆。若40岁以后出现眩晕肢麻者，当注意中风先兆，以便及早采取防治措施。

经过治疗，眩晕诸症缓解后，应加强治本，可常服杞菊地黄丸，或左归丸以滋肾养肝；若阴阳俱虚者，可服金匮肾气丸或右归丸以补肾益阳。此种治本之法，亦适用于因肾精亏虚不能上荣于脑之眩晕。

病案举例：阴虚阳亢证

滕某，男，50岁，干部。1986年3月6日诊，病志号605。

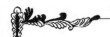

患者素有高血压病史，近因郁怒劳累太过诱发眩晕，头胀痛，烦躁失眠，恶心欲吐，舌强，手指麻木，大便干燥，小便黄赤。舌红少津，苔黄，脉象弦硬，血压170/110mmHg。脉证合参，乃阴虚阳亢、肝阳化风之候，治以滋阴平肝、潜阳息风，药用：

天麻10克、钩藤20克、生地25克、何首乌25克、龟板20克（先煎）、生白芍15克、柏子仁15克、白蒺藜10克、夏枯草15克、黄芩10克、生赭石15克（先煎）、生龙骨20克（先煎）、生牡蛎30克（先煎）、石决明30克（先煎），水煎服，6剂。

药后，眩晕头痛减缓，恶心已止，肢麻舌强如故，大便秘结5日未下，当先通腑以泻肝火，原方加生石膏30克（先煎）、酒军10克。进药2剂，大便已通，眩痛大减，舌强肢麻亦缓，唯血压未降，脉仍弦劲，舌红无苔已润，此风阳之势已潜，原方增减。

天麻10克、钩藤20克、石决明25克（先煎）、生地25克、何首乌25克、夏枯草15克、黄芩15克、生赭石20克（先煎）、柏子仁15克、怀牛膝15克、苦丁茶6克、生白芍15克，水煎服。

进药6剂，诸症再减，血压有下降趋势，原方增减续服30余剂，诸症渐消失，多次查血压均在正常范围。遂停汤剂，嘱注意养生方法继服杞菊地黄丸，以巩固疗效。随访1年一切良好。

按语：本案系由阴虚阳亢之体，复因操劳太过诱发肝风内动，以致出现风中经络之轻证，故用滋阴平肝、潜阳息风之法而收效。由于患者药后眩晕头痛好转，但大便秘结5日未下，故用通腑以泻肝火、釜底抽薪之法是为对症治法。继

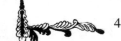

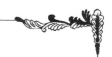

用滋阴潜阳方以治本，故能收到良好效果。

2. 痰浊中阻，标急于本，燥湿化痰和中

眩晕之发，本虚标实证最为多见，且发病时标实证尤为突出。病由脾胃素虚，中气不足，运化失健，内生痰湿，或肥甘不节，醇酒太过，内伤脾胃，滋生内湿，聚湿成痰，停阻中焦；气机不利，升降失常，痰浊上壅，蒙蔽清阳而发眩晕。临床主症：眩晕阵作，头重如蒙，视物模糊，动则眩甚，恶心，呕吐痰涎，胸闷，脘痞，食少，嗜眠，舌淡，苔白腻，脉滑或弦数。治以燥湿化痰，健脾和胃。方用半夏天麻白术汤化裁（清半夏、天麻、白术、枳实、陈皮、茯苓、泽泻），水煎服。痰饮上涌、呕吐频繁者加生赭石、竹沥汁以镇逆化痰；痰郁化火者，头目胀痛，心烦而悸，口苦口黏加黄连、竹茹以清热祛痰；痰火动风者，眩晕欲仆，耳鸣，肢麻加生龙牡、钩藤、白蒺藜以潜阳息风。

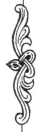

经过治疗，眩晕缓解，须加强治本，宜服枳术丸或橘皮生姜汤导滞和中以巩固疗效。

病案举例：痰蒙清窍症

曲某，男，37 岁，干部，1987 年 8 月 22 日诊，病志号321。

患者素体虚弱而胖，性喜偏食肥甘厚味，嗜酒吸烟。平日常有头眩、身重、倦怠、汗出。2 日前，突发眩晕，如乘舟车，天旋地转，动则尤甚，伴有头重如蒙，耳鸣不已，脘痞，纳呆，恶心，呕吐痰涎，曾住某医院，诊为美尼尔氏综合征，予静滴及口服西药，未见显效，遂邀诊。诊脉滑数，舌淡胖嫩，苔厚黄腻，此乃痰浊上壅、蒙蔽清阳之候，拟清热涤痰、健脾和胃之法，药用：

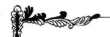

清半夏 15 克、天麻 10 克、白术 15 克、枳实 10 克、泽泻 30 克、茯苓 20 克、橘皮 10 克、生牡蛎 50 克、生姜 6 克，水煎服，3 剂。

药后眩晕耳鸣稍减，仍泛恶欲吐，原方加生赭石 15 克、竹沥汁 15 毫升，再进 3 剂，眩晕大减，耳鸣已止，呕恶亦止，头清目明，苔腻已退，唯感纳呆食少，倦怠无力，原方减味又服 6 剂，诸症霍然而愈。嘱戒烟酒，少食肥甘厚味，间服橘皮生姜汤，随访半年一切良好。

按语：本案素质体胖而多痰，古人有"无痰不作眩"之说，观其脉滑数，苔厚黄腻，有痰热之象，上蒙清窍而发眩晕，故用半夏天麻白术汤加减而获良效，方中白术、枳实健脾消痰，含有治本之意。

3. 气虚血滞，脑失所养，祛瘀生新通络

平素心气不足者，血运迟滞，易成气虚血滞阻络，不能上荣于脑，或因头部外伤，络伤血溢停瘀，或由失血后，血不归经，血瘀阻络，以致气血运行不畅，脑失所养而眩晕，此为虚中夹实证。临床主症：眩晕时作，或伴头痛如刺，胸闷短气、心悸、失眠、健忘、面唇色黯，舌有紫气瘀点，舌下络脉淡紫怒张，脉沉或涩或见结代。治以祛瘀生新，益气通络，方用通窍活血汤化裁（川芎、当归、赤芍、桃仁、红花、党参、天麻），水煎服。偏气虚者，身倦无力、少气多汗加黄芪，量宜大，补气行血；兼阳虚者畏寒肢冷，酌加桂枝、炮附子温经行血；痰瘀互阻心脉者，胸闷刺痛加瓜蒌、薤白、半夏理气化痰祛瘀；瘀久难消或因链霉素中毒而眩晕肢麻者，酌加水蛭粉、僵蚕之类，活血搜风通络。

经过治疗后，眩痛缓解，应加强扶正固本之治，服人参

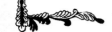

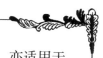

养荣丸或归脾汤之类以巩固疗效。此种治本之法，亦适用于因心脾气血不足，脑失所养之眩晕。

病案举例：气虚血滞证

秦某，女，46岁，工人。1988年10月8日来诊，病志号1022。

患者曾有链霉素中毒及脑外伤史，常有头晕肢麻感。近2年来，经期错乱，量大如崩，腹痛有块，每次经来均需用多种止血剂始止。体弱，日渐消瘦，胸闷短气、心悸、健忘，曾疑诊冠心病。近因过劳突发眩晕，头痛如刺，伴胸闷、短气、心悸，诊脉沉涩，面色晦暗，舌淡有瘀点，舌下络脉淡紫细短。血常规检查：轻度贫血。脉证合参，属气虚血滞、瘀血阻络之候。治以益气养血，祛瘀通络，药用：

黄芪50克、党参15克、川芎7.5克、当归10克、丹参15克、檀香6克、桃仁5克、红花10克、天麻10克、僵蚕10克，水煎服。

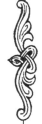

进药6剂，眩晕头痛减轻，效不更方，继服6剂，胸闷、短气、心悸诸症缓解。适值经来，经血较以往大为减少，腹不痛。脉转弦细，舌淡无苔，舌下络脉淡红细短，此瘀去新生之佳兆，宜益气养血固经，佐以化瘀，药用：

黄芪30克、当归15克、川芎6克、茜草10克、乌贼骨25克，水煎服。

服药3剂，眩止，经水渐尽，唯倦怠无力。心悸失眠，脉来沉细，舌淡无苔，舌下络脉淡红细短，此乃瘀血已去，心脾气血亏虚之象毕露，予归脾汤加减，治疗月余，病情逐渐平定。虽停汤剂，嘱其饮食调养，兼服人参归脾丸。随访1年，一切良好。

按语：本案有链霉素中毒史及外伤史，内有瘀血可知。

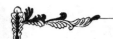

又有崩漏失血导致血损气弱，以致气虚不能摄血，再加屡用止血之法，因而气虚血滞之证产生。新病旧病结合，虚者更虚，瘀者更瘀。故用益气养血、祛瘀通络之法，佐以止眩之天麻、僵蚕等。标本兼治以收全功。

六、浅谈心悸治要

心悸是心中悸动不安，脉象舌象异常，甚则不能自主的一种临床症状，前人称其为惊悸、怔忡。本病的形成，多由久病体虚，劳伤心气；或忧思惊恐，心气紊乱；或感受外邪，侵犯心脉等因素，导致出现气血亏耗，心失所养；或阴虚火旺，痰饮内停，上扰心神；或阳气亏虚，血行不畅，心阳衰微，心脉瘀阻等。现代医学各种原因引起的心律失常（各种心脏病、甲亢、贫血、心力衰竭、神经官能症等）与本病相似，临床上可参照心悸进行辨证施治。

1. 察脉舌，审辨虚实寒热

心悸，应首辨虚实而察寒热。辨虚实寒热者，莫过于凭脉候，观舌象。盖脉者心之主，肺朝百脉而统归于心，脉象异常，最能直接反映心脏的动态变化；舌为心之苗，观其舌象变化，从外以测内，能了解心脏的病态及其与各脏腑相互影响的关系。因而凭脉察舌，可直接为心悸的辨证提供客观依据。

心悸的主要脉象变化，常见数、疾、迟、涩、促、结、代、叁伍不调等。心主血脉而藏神，这些脉象的出现，是心神心脉直接或间接受到各种致病因素的影响而发生的。心悸症见数脉者，多属热证，但有虚实之分，数而有力为实热，数而无力为虚热，此其常理。数之极一息七至以上者为

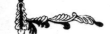

疾脉，表示机体阳亢无制，真阴亏涸，阴阳失维，甚至阴阳离绝的危重之候，一些持续日久的心悸证，突见脉疾者预后多不良；数而中止，无规律的歇止为促脉，表示阳热亢盛或气滞血瘀、痰饮内停的实证热证；但促而细小无力者，久病心悸见此脉象，应警惕是虚脱危象。迟脉主寒，心悸证见迟脉，主阳虚内寒之虚寒证，若迟而有力又主痰凝血瘀的实证。若脉来迟缓，中见无规律的歇止为结象，结者结滞，气血运行不畅之象，主阴盛气结、寒痰血瘀之正虚邪实证。若脉来迟缓而有规律的歇止为代脉，代者心气更代之候，心悸证见代脉，为脏气衰微、不能接续的征象，表示病情严重。心悸证见涩脉者，有两种诊断意义，涩而无力为虚象，是气血亏虚、运行不畅之候；涩而有力为实证，主气滞血瘀之象。心悸证见叁伍不调的脉象，是元气大虚、心阳衰微不能接续的重证，常见于西医学的房颤、心衰等，久病心悸突见叁伍不调脉者，应注意元气暴脱之危候，当结合舌象和临床证候辨之。

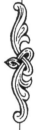

　　察舌，重点观察舌的色泽深浅荣枯，舌苔的厚薄燥润，尤其重要的是观察舌下络脉形色变化，因为舌下络脉通过经络与脏腑气血有直接联系。"舌为心之苗""手少阴心经之别系舌本""足厥阴肝经络舌本""足太阴脾经连舌本散舌下""足少阴肾经挟舌本"，手太阴肺经虽无经脉所系，但肺系上通于咽喉，连于舌本，可见脏腑气血通过经络上通于舌与舌下络脉，因此脏腑气血一有虚实寒热病变，必然会反映到人体上部的苗窍，而舌下络脉又是脏腑气血通过舌体的直接脉络，可表现形态色泽的变化。大致说，虚则淡红细小而短，瘀则青紫怒张而长，寒则淡紫而成束，热则紫红而怒张，其中尤与心脏病变关系更为密切。临床上心悸证如见舌质淡，

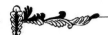

舌下络脉淡红而细短者，为心脏气血不足之虚象。反之，舌质暗赤，或有紫气瘀点瘀斑，舌下络脉呈青紫怒张粗长者，表示为气滞血瘀的实证。如舌红，苔腻而燥，常见于痰火内阻之实热证。反之，舌淡，苔腻而润，则表示为阳虚痰饮之虚证寒证。亦有舌质舌苔与舌下络脉不一致者，多是虚实相兼、寒热夹杂证，结合脉证自能辨析清楚。

总之，凭脉、察舌、辨其临床证候，三者不可缺一，脉、舌、症是机体的综合表现，三者相互参照验证，是辨证的三个重要环节，而脉象与舌象又是辨证的客观依据，心悸的辨证尤其重要。另外，临床上可参考现代医学的一些检测方法，以明确西医诊断和预后判断，有利于病人的治疗和临床观察研究。

2. 析病机，确定辨治大法

心主血脉而藏神，心悸是心脏本病，心气不足，心血亏虚，心火偏亢，心神不宁，心阳虚衰，痰瘀阻滞心络，皆能直接发生心悸证；而心脏为五脏六腑之主，其他脏腑功能失调或虚损亦可影响心脏而发生心悸证，此又有标本相互之辨。因此，临床上须审证求因，详细分析病因病机，了解心脏与其他脏腑的标本关系，才能正确地提出辨治大法。本病特点是虚实相兼，以虚为主，治法应依据虚实相兼情况，或以治本为主，或以治标为先，或则标本兼施，这要根据具体病情而定。心悸证临床常见者可分以下 6 种：

（1）气阴两虚，心血不足证：病由久病体虚，或失血病后，或因热病耗伤气阴，导致心血不足，心失所养。症见：心悸，短气，动则加重，伴有头晕、目眩、不寐、口渴，舌质淡红，苔白薄，舌下络脉淡红细短，脉细或结或代。治以

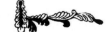

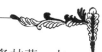

益气养阴，补血复脉，拟炙甘草汤化裁，药用：炙甘草、太子参、丹参、生地、麦冬、五味子、柏子仁、桂枝、阿胶等随证加减。

偏气虚者加黄芪、黄精；偏血虚者加全当归、白芍；失眠加炒枣仁、茯苓；惊惕不安加生龙骨、生牡蛎；纳呆食少加炒谷麦芽、鸡内金。

（2）肝肾阴虚，心火偏亢证：阴虚阳盛之体，忧思恼怒，肝火内动，耗伤肝阴；或房劳太过，伤及肾阴，水不济火，君火妄动，上扰心神。症见：心悸，烦躁，不寐梦扰，伴有头眩，耳鸣，口干，五心烦热，或口舌生疮，舌质偏红，少津无苔，舌下络脉紫红怒张，脉弦数或疾或促，治以滋阴清热，宁心安神，拟黄连阿胶汤化裁，药用：黄连、苦参、生地、白芍、阿胶、丹参、炒枣仁、琥珀粉、珍珠母等，随证加减。

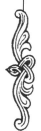

面烘烦热多汗者加生龙骨、生牡蛎、浮小麦；口舌生疮久不收敛者加炮附子、桂枝；失眠多梦加柏子仁、远志；纳呆便溏加生山药、炒扁豆；惊恐不安加生龙骨、朱砂粉（另送服）；血压偏高者加钩藤、石决明。

（3）心肾不交，神志不宁证：病由肾阴素虚，劳心太过，或心虚胆怯之体，突受惊恐，惊则伤心，恐则伤肾，以致心肾不交，心神不宁。症见：心悸，惊恐不安，健忘不寐，恶梦惊呼，耳鸣，目眩，腰膝酸软，舌红无苔，舌下络脉暗红细短，脉弦数或促，或缓而结，治以交通心肾，安神宁志，拟安神定志丸合交泰丸化裁，药用：龙齿、茯神、远志、丹参、黄连、肉桂、炒枣仁、知母、灵磁石、琥珀粉等随证加减。

气血亏虚者加黄芪、当归；肝肾阴虚者加枸杞子、桑

椹子；惊惕不寐者加柏子仁、钩藤；纳呆便溏者加白术、
茯苓。

（4）脾虚湿盛，痰阻心络证：素体肥胖，或脾胃中虚，
运化不健，聚湿生痰，饮邪内扰；聚湿生痰，饮邪内停，上
凌于心。症见：心悸头眩，胸闷，伴有脘痞，纳呆，或泛恶
欲吐，形寒肢冷，面肢虚浮，舌体胖嫩，质淡，苔白滑腻，
舌下络脉淡紫细短，脉弦滑，或结、促，治以健脾化饮，宁
心通络，拟苓桂术甘汤化裁，药用：茯苓、桂枝、白术、半
夏、橘皮、枳实、菖蒲、郁金等，随证加减。

中气虚陷者加黄芪、升麻；短气身重者加党参、黄芪；
胸痹心痛者加瓜蒌、薤白；纳呆便溏者加炒山药、炒扁豆；
喘咳痰多者加炒苏子、葶苈子。

（5）气滞血瘀，心络受阻证：平素心气不足，血运不
畅，气虚血滞，或由痹证内侵心脉而成心痹。症见：心悸，
胸闷，短气，伴有阵发胸痛，面唇紫黯，舌淡紫有瘀点瘀
斑，苔白薄，舌下络脉青紫怒张粗长，脉沉涩或结、代，治
以理气活瘀，通脉宁心，拟瓜蒌薤白桂枝汤合桃红饮化裁，
药用：瓜蒌、薤白、桂枝、枳实、当归、川芎、降香、红花
等，随证加减。

元气亏虚者加人参、黄芪；肾阳不足者加仙灵脾、细
辛；心痛彻背者加炮附子、五灵脂；胃脘痞满加橘皮、生
姜；痰多喘咳加制半夏、茯苓。

（6）心气久虚，阳气衰微证：病由气虚心悸，久而不
复，渐致心阳虚衰，或由痰瘀阻滞心脉，因瘀致虚，心气不
足，导致心阳衰微，不能温养心神，温通心脉。症见：心
悸，怔忡，惕而不安，胸闷短气，甚则形寒肢冷，汗出不
温，烦躁不安，尿少浮肿，面色苍白，唇甲色青，舌质淡

紫，苔白滑，舌下络脉青紫怒张，脉微细、结代或叁伍不调。治以益气扶阳，温通复脉，拟桂甘龙牡汤合茯苓四逆汤化裁。药用：桂枝、甘草、龙骨、牡蛎、人参、丹参、附子、茯苓等，随证加减。

汗出不止加山萸肉、黄芪；四肢逆冷加干姜、葱白；浮肿尿少，加卷柏、姜皮；心痛彻背者含服速效救心丸6～8粒。

病案举例：

① 气阴两虚心悸（病窦综合征）证

赵某，男，30 岁。1985 年 5 月 10 日初诊，病志号589。

病史与主症：患者素体健壮，因外感风热后，继发心悸气短，胸闷，头眩，倦怠无力，口干欲饮，约 3 个月不愈。曾经某医院诊为"病窦综合征"，中西医药治疗未能缓解。诊脉沉结，舌质淡红，无苔，舌下络脉淡红细短。

辨证：病始由外感风热之邪未能及时表解，内传少阴，邪恋不解，耗伤气阴，导致心血亏虚、血不养心而心悸不安。

治则：益气养阴，补血复脉。

处方：炙甘草 15 克、太子参 15 克、麦冬 10 克、五味子 6 克、生地 20 克、丹参 15 克、桂枝 6 克、阿胶 10 克（烊化分服）、柏子仁 5 克，水煎服，日 1 剂，早晚分服。

6 月 17 日复诊，进药 6 剂，心悸诸症好转，脉舌同前，初见功效，原方增减，继进 30 余剂，心悸稳定，舌质红润，脉来和缓而恢复工作。

按语：本案初病风热在表，未能及时表解，以致邪热内传，累及少阴心脉，病势迁延，耗伤气阴，导致心血亏虚，

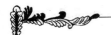

脉结不续，心悸不安。方本《伤寒论》"伤寒脉结代，心动悸，炙甘草汤主之"之意。治以益气养阴、补血复脉。方中太子参、麦冬、五味子、炙甘草益气养阴；柏子仁、阿胶、生地养心血而滋心营；桂枝伍丹参养血活血通心阳而复脉。气阴充足，阳复血活则心悸脉结自能恢复。但本病之预后，尚需长期注意调养，才能巩固稳定。

②阴虚火旺心悸（甲亢并发心律失常）证

陈某，女，46岁。1983年6月15日初诊，病志号1670。

病史与主症：患者阳盛之体，近年来由于工作紧张，情志不舒，经常急躁多怒，烦热汗多，心悸怔忡，失眠多梦，头胀目干，耳鸣，手足心热。经某医院检查确诊为"甲亢"，心肌受累，用西药治疗病情好转，但心悸难平。诊脉弦数而促，颈脉动甚，舌红少津，无苔，舌下络脉紫红粗长怒张。

辨证：年近半百，阴精自亏，复因过劳伤气，郁怒伤肝，导致肝肾阴虚，心火偏亢，上扰心神而发心悸怔忡诸症。

治则：滋阴清热，安神宁心。

处方：黄连5克、生地30克、生白芍20克、丹参15克、女贞子20克、生牡蛎50克、琥珀粉3克（2次冲），水煎服，日1剂，早晚分服。

6月13日复诊，进药6剂，心悸、失眠、烦热、汗出好转。药已见效，原方加减治疗约2个月，诸症消失，复查心电图及吸碘试验均转正常，随访2年，一切良好。

按语：妇人年近半百，阴血自亏，复因过劳伤气，郁怒伤肝而病瘿气，此即《诸病源候论》所说"瘿者，忧患气结所生"之证。由于肝郁化火，气阴更伤，相火妄动，故见心

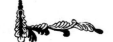

54

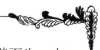

悸、失眠、烦热、汗出、头胀目涩、耳鸣诸症相继而生。本案方用黄连阿胶汤化裁，滋阴清热以平虚火，安神宁心以定心悸。方中生地、女贞子、生白芍滋阴清热，以养肝肾之阴；黄连配生牡蛎泻心火而潜纳浮火；丹参伍琥珀养心血而安神定悸。药证相符，切合病机，故获良好疗效。

③心肾不交心悸（神经官能症）证

张某，女，37岁。1986年7月10日初诊，病志号1879。

病史与主症：患者平素多怒善感，思虑太过，经常失眠。近因劳心太过，复受惊恐，引起心悸不安，头眩耳鸣，腰膝酸软，常因噩梦惊醒，烦热多汗。曾去医院神经科就诊，诊断为"神经官能症"，予镇静药效不显。诊脉弦数，舌红无苔，舌下络脉淡红细短。

辨证：劳心太过，心气暗伤，复因惊恐而病。惊则伤心，恐则伤肾，心肾不交，导致心悸惊恐、失眠多梦诸症相继而生。

治则：交通心肾，安神宁志。

处方：生龙齿30克（先煎）、朱茯神20克、丹参15克、炒枣仁20克、知母10克、川芎6克、远志6克、黄连3克、肉桂1克、灵磁石30克（先煎）、琥珀粉3克（分冲），水煎服，日1剂，早晚分服。

7月17日复诊，进药6剂，心悸惊恐渐安，继进10余剂，得眠，诸症消失。嘱服补心丹以巩固疗效。先后治疗2个月余，病情基本稳定，偶有情志波动，心悸小发，少事休息自可安定，遂停药，注意精神修养，劳逸结合。半年后，据云坚持正常工作，一切良好。

按语：心悸者心神病也，致病之因恒有多端。本案平日

忧思太过，心脾暗伤，心血必亏。近因劳心复受惊恐，惊则伤心神乱，恐则伤肾精怯，心肾不交则神不安舍，心悸不安。方中龙齿、琥珀、磁石重镇安神定悸；丹参、枣仁、远志养心血以安心神；知母滋阴清热以降阴火，川芎活血化瘀以升清阳，二药相伍阴升阳降；更妙者黄连与肉桂合用名交泰丸，交通心肾，协调水火以达阴平阳秘之机制。药证相符，故获良好效果。

④ **痰瘀互阻心悸（高血压性心脏病，心律失常）证**

袁某，男，50 岁。1976 年 11 月 16 日初诊，病志号1107。

病史与主症： 素体肥胖，嗜食肥甘，宿疾高血压，血脂高。今冬外感咳嗽后，心悸不安，倦怠短气，腹胀便溏，住某医院，确诊为高血压性心脏病，心律失常。诊脉弦滑而结，舌质淡胖，有齿痕，苔腻白滑，舌下络脉淡紫粗长。

辨证： 患者体盛肥胖，嗜食肥甘，必有痰湿之疾，由外感引动痰饮上泛，久病多瘀，因而痰湿瘀阻心脉而病心悸、头眩诸症。

治则： 温化痰饮，理气通络。

处方： 茯苓 4 钱、桂枝 2 钱、白术 4 钱、清半夏 2 钱、橘皮 2 钱、枳壳 1 钱 2 分、瓜蒌 3 钱、薤白 2 钱、菖蒲 1 钱、郁金 2 钱，水煎服，日 1 剂，早晚分服。

复诊： 进药 6 剂，心悸胸闷短气好转。已见功效，原方加减治疗近 1 个月，病情基本稳定而出院疗养。

按语： 本案因痰瘀互阻心脉，血行不畅，心神失养。因而心悸短气，胸闷脉结，皆由痰湿所致。"病痰饮者，当以温药和之"，故方用苓桂术甘汤和瓜蒌薤白半夏汤化裁，温化痰饮、理气通脉治之。方中桂枝、茯苓、白术、半夏、橘

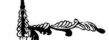

皮健中补脾、运化痰湿以治本；瓜蒌、薤白、枳壳理气宽胸、振奋心阳以治标；配菖蒲、郁金者避秽浊开窍，疏通气机，以通心脉。切合病机，因而效如桴鼓。

⑤水气凌心心悸（肺心病心衰）证

顾某，男，65岁。1978年2月6日初诊，病志号1202。

病史与主症：肺心病史10余年，每年冬春必加重。近因感冒，心悸短气而住院，诊为"肺心病心衰"。予抗感染、强心利尿治疗，病情好转，唯心悸难平，且尿少浮肿，动则喘促。给利尿药，心悸更甚，浮肿消而再起。诊脉叁伍不调而细涩，面色晦暗不华，面浮唇紫，精神烦躁，舌质淡紫，苔白腻，舌下络脉青紫怒张。

辨证：宿疾寒饮喘嗽，心脾阳气必虚。复感外寒引发伏饮，饮邪上乘，心肺受累，阳气衰微，水邪泛滥，故心悸短气、尿少浮肿相继而起。久病入络，阳虚血滞，侵及心肺，又见脉候叁伍不调而细涩，病势危重。证系心阳衰微，水气凌心证。

治则：益气扶阳，化饮宁心。

处方：人参3钱、桂枝3钱、炮附子3钱、干姜2钱、卷柏3钱、茯苓4钱、龙齿4钱、生牡蛎1两、炙甘草2钱，水煎，早、午、晚各服半剂，并配合吸氧。

2月9日复诊，经治3日，病情好转，心悸烦躁明显减轻。原方加减治疗旬日后，尿利肿消，心悸稳定，神安得寐，胃纳转佳。住院月余，病情稳定而出院。

按语：宿疾痰饮，外感风寒而引发，心脾阳虚，气化不利，肾阳亦微，水气泛滥，饮邪上乘，心悸短气，尿少浮肿相继而起。病之关键为心阳衰微、脾肾两虚，病势危急，故急投茯苓四逆汤加味，日服 3 次，意在救急，益气扶阳，化饮宁心，佐以化瘀通脉，并配合吸氧以助药力。方中参、附、姜、桂、炙甘草急扶其阳而补气通脉；卷柏有较好的强心利尿效用；茯苓增强利尿宁心之功；龙齿、牡蛎收敛浮越之阳，且有镇静宁心止悸之效。诸药合用，故获良好效果。

七、痫分阴阳，证有缓急

痫证是一种发作性神志失常的病证，其病机由于风、火、痰、瘀导致心、肝、脾、肾脏气失调，引起一时性阴阳紊乱，以致气逆痰涌，火炎风动，蒙闭清窍而突然发作。典型症状：大发作时突然昏倒，不省人事，异声呼叫，头转向一侧，肢体强直，抽搐咬牙，口吐白沫，咬破唇舌，瞳孔散大，目睛上视，二便失禁，经过数秒或数分钟，抽搐渐停，转入昏睡而后苏醒。小发作则突然痴呆失神，一侧肢体或面部抽掣，或频频点头，或持物落地，但为时短暂，并不昏倒。

我治此病，先分阴阳。阳痫多呈大发作，成年人居多。急则治标，以清热息风、涤痰定痫为主。如发作较频，发作前头痛眩晕，舌红脉大者，常用风引汤加减，药用：桂枝、大黄、干姜、生石膏、寒水石、滑石粉、紫石英、丹参、生龙骨、生牡蛎、赤石脂、钩藤、全蝎、蜈蚣等。水煎服，1 日 1 剂。待症状缓解，发病次数减少后，继服验方止痫丹（郁金、胆南星、清半夏、血竭、乌蛇、全蝎、蜈蚣各 15 克，朱砂 5 克，明矾、皂角各 7.5 克，冰片 3 克，麝香 0.2 克，牛黄 0.2 克，共研细末），成人每服 3 克，早晚各 1 次，儿童酌减。

阴痫多呈小发作，少年患者居多，治以镇肝息风，安神定痫。如发作较频，发病前惊恐烦躁，舌淡脉细者，我常用柴胡加龙骨牡蛎汤加减，柴胡、半夏、黄芩、酒大黄、桂枝、茯苓、龙骨、牡蛎、灵磁石、丹参、生姜、大枣等，水煎服，1日1剂。待发病次数减少，症状缓解后，继服五味止痫散（全蝎、僵蚕、丹参、蜈蚣、蝉蜕各等份，研细末）每次3克，早晚各1次，儿童酌减。

病案举例：

（1）阳痫证

余某，男，16岁，学生，1963年3月10日诊，病志号370。

自8岁始有癫痫大发作史，随年龄增长而加重，常3～5日或7～8日大发作1次。体质较弱，发病前有头痛幻视，继则昏倒不省人事，惊叫如羊叫声，抽搐吐沫，目睛上视，牙关噤急，常咬破唇舌，每发约2～3分钟，渐醒如常人，仅感倦怠无力，靠西药苯妥英钠维持，2～3周发病1次，甚或昼夜发病1～2次。诊脉弦大，舌红，苔白薄，证属阳痫，肝风痰火较盛，治以清热息风、豁痰定痫，方用风引汤化裁，药用：

桂枝2钱、川芎1钱5分、干姜1钱2分、生龙牡各5钱、生石膏6钱、寒水石4钱、紫石英4钱、滑石粉3钱、灵磁石6钱、丹参5钱、钩藤6钱、全蝎1钱（研末分送）、蜈蚣2条（研末分送），水煎服，1日1剂。

进药15剂，仅发病1次，症状轻微，再服15剂未发病，停汤剂续服验方止痫丹（方见前），早晚各服3克，服药后2个月未发病。同时逐渐减量而停服苯妥英钠。先后服验方止痫丹约1年未发病，停药观察，至今已20余年未发病，一切正常。

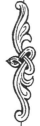

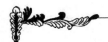

（2）阴痫证

张某，女，8岁。1987年10月15日诊，病志号876。

幼儿时患惊风治愈后，5岁始常在昼间一时性失神，频频点头，或持物落地，约1分钟即如常人照常玩耍，常日发数次，平时易哭闹心烦，夜不安眠，不欲饮食，大便溏软，屡用中西药无效，诊脉细弦，舌淡红无苔，面色不华，神识正常。证系阴痫，痰浊内伏，肝脾失调，治以平肝息风，安神定痫，药用：

柴胡5克、生龙牡各15克、清半夏5克、茯苓15克、黄芩5克、白术10克、丹参10克、桂枝5克、全蝎3克（研末另服）、灵磁石20克、生姜5克、大枣3枚，水煎服，日进1剂。

进药6剂，仅发病1次且极轻微，续服10剂未再发病，停汤剂，服五味止痫散，每次2克，早晚各1次，连服1个月未发病。予六君子汤合四逆散加钩藤研末炼蜜为丸，每丸重3克，早晚各服1丸，以疏肝健脾，理气化痰，扶正祛邪，巩固疗效。连服3月余未再发病，停药观察半年，一切正常。

勿论阳痫或阴痫，若因囊虫致病者，则合服化虫丸（槟榔60克，雷丸、干漆各30克，郁金25克，枯矾20克，白芥子15克，共研末，炼蜜为丸，每丸5克重），早晚各服1丸。儿童酌减。因脑部外伤发病者，则用血府逐瘀汤加减治之。

我的体会，常服抗癫痫西药的患者，用中药治疗的同时，不能立即停药。停药会引起频发或大发作，宜减量而逐渐停药或服维持量。

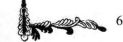

八、从调理脾胃谈临床应用

1. 调理脾胃与异病同治

调理脾胃法在临床上应用范围极其广泛，大致说可分两方面，一是通过调理脾胃治疗其他脏腑病证，二是调理脾胃以治脾胃本脏腑疾病。本节据前者以调理脾虚为例异病同治，其治疗脾胃本病下节再述。所谓治疗其他脏腑病证，究其本原仍由脾胃失调而导致的其他脏腑病变，本节以调理脾虚为例，应用不同治法，治疗各种疾病。

（1）脾虚不运，生化无源，治以健运

脾为后天之本，营卫气血生化之源，脾虚则受纳与运化机能低下，气血津液来源匮乏，且往往脾病及肾、脾肾俱病。始则纳呆食少，倦怠乏力，渐则少气懒言，肌肉消瘦，五心烦热，毛发憔悴，甚则面浮足肿、面色苍白，舌淡脉细，终成诸虚劳损等证。临床上常见消化不良、贫血、慢性肾炎、慢性肝炎、心悸失眠等病患。治以健脾助运，辅以补肾，常用方药如黄芪、党参、白术、炒谷麦芽、当归、熟地、茯苓、枸杞子、肉苁蓉、炙甘草等。偏阳虚者加桂枝、仙灵脾；偏阴虚者加沙参、麦冬；偏血虚者加阿胶、紫河车；心悸失眠者加炒枣仁、桂圆肉；长期低热者加银柴胡、地骨皮；慢性肾炎尿蛋白难消者加鱼鳔、金樱子、芡实；慢性肝炎肝脾大，肝功损害者加丹参、三七、鳖甲等。

病案举例：

滕某，男，18 岁，学生。1976 年 9 月 26 日初诊。因急性"再障"住院，经中西医结合治疗，高热、出血好转，但骨穿及血常规检查示贫血日趋严重。症见面色苍白，倦怠

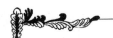

乏力，纳呆食少，日餐 2~3 两，心悸短气，低热不退，持续在 37.5℃ 上下，鼻齿衄血，皮下有散在瘀点，脉来洪大而数，舌淡嫩无苔，脉证互参，证属虚劳。前方曾用大补阴丸合当归补血汤加青蒿、地骨皮，虚火虽有收敛，但气血大伤，脾肾两亏甚为严重，当先健脾助运、补益气血，佐以引火归源，待脾健火敛再议补肾。

处方：黄芪 1 两、人参 3 钱、白术 3 钱、当归 3 钱、炒白芍 3 钱、熟地 4 钱、制首乌 3 钱、阿胶 3 钱、肉桂 6 分、炒谷麦芽各 3 钱，水煎服，日 1 剂。服 15 剂后，低热已平，衄血亦止，胃纳转佳，体力渐壮，脉转细弱，舌质淡红，守方继服月余，诸症好转而出院。出院前观其脉症脾运健复，可考虑脾肾双补扶其先后天。遵"形不足者，温之以气，精不足者，补之以味"之旨，原方加龟鹿二仙胶、菟丝子、鸡血藤、紫河车等溶胶炼蜜为丸，每付 3 钱，日服 3 次。3 个月后复查，血常规明显好转，效不更方。治疗半年后，患者体质强壮，面色红润，血常规基本正常，并被招工上班工作。随访 20 余年一切正常，现已结婚生子，均健康如常人。

（2）脾虚气陷，统摄无权，治以升运

本证多由脾虚日久、中气不足发展而来，常见于中气下陷或气虚不能摄血等证。症见头晕目眩，语声低微，短气倦怠，食则痞满，脘腹坠胀，或久泻脱肛，或子宫脱垂，月经过多，崩漏带下，或齿衄、肌衄、便血，舌淡苔白，脉沉细弱。治宜益气升陷，健脾统血。常用方药：黄芪、党参、白术、升麻、山药、葛根、炙甘草等。各种失血加茜草、地榆炭、三七粉；久泻脱肛者加诃子肉、肉豆蔻；子宫脱垂者加枳实，重用参芪；胃下垂及胃黏膜脱垂者加柴胡、枳实、赤白芍等。

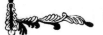

病案举例：

赵某，女，40 岁，工人，1986 年 12 月 10 日初诊。素体虚弱，纳少便溏。经行先期量多，近日过劳后周身皮下出现暗红色斑点，压之不褪色，经某医院诊为血小板减少性紫癜症，住院治疗月余，用凉血止血等中药治疗不愈。纳少脘痞，不欲饮食，形神倦怠，皮下有暗红色瘀点，下肢为多，晨起刷牙渗血，面色苍白无华，舌淡红，脉沉细弱。查血小板计数 5.0×10^6/L（5 万 /mm³）。脉证合参，证系肌衄，由气虚不能摄血所致。治以益气健脾，摄血止衄。

处方：黄芪 30 克、党参 20 克、白术 15 克、炒山药 15 克、全当归 15 克、升麻 7.5 克、柴胡 7.5 克、茜草根 15 克、炙甘草 10 克、三七粉 0.5 克（分冲），水煎服，日 1 剂。进药 6 剂，皮肤瘀点减少，已变暗红色，无新出血点，胃纳转佳，脘痞已畅。原方继服 12 剂，肌衄消退，纳食日增，体力见壮，舌淡脉细，上方加减续服 30 余剂，一切良好，体重增加，面色红润，肌衄未再发，血象恢复正常，遂出院上班工作，随访半年一切良好。

（3）脾阳不振，寒湿内困，治以温运

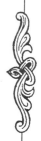

本证由脾虚气弱，中阳不振，寒自内生，或由寒湿之邪外侵，伤其脾阳，以致寒湿内困，运化迟滞，痰饮水湿内聚泛溢，病久肾阳肺气必虚，或上遏胸阳而成胸痹，痰饮上犯而成支饮，或湿邪泛溢而成水肿。症见胸脘胀满，不思饮食，泛恶欲吐，口淡不渴，腹痛便溏，头重如裹，身重浮肿，或痰喘咳嗽，或短气胸痛，面色晦暗不华，舌淡胖苔白腻，脉象濡滑。治宜健脾扶阳，温中化湿。常用方药：党参、白术、茯苓、桂枝、干姜、炙甘草等。饮盛喘咳者加五味子、细辛；浮肿明显者加桑白皮、腹皮；胸痛短气者加瓜

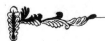

蒌、薤白、丹参；胃脘冷痛者加公丁香、降香等。

病案举例：

袁某，男，50岁，军队干部。1984年9月25日初诊。患哮喘性支气管炎并发肺气肿10余年，每届秋冬必发。近因晚秋感寒诱发旧病，喘促咳嗽，吐白色泡沫稀痰，喘不得卧，动则气促，颜面及下肢浮肿，脘腹痞满，纳呆食少，大便溏薄，小便短少，舌淡紫苔白腻，脉虚大，沉取小滑。脉证互参，证属脾虚湿盛，痰饮内伏，由外感而诱发，当标本兼治以益气健脾、温化痰饮。

处方：党参15克、白术15克、茯苓15克、干姜3克、五味子3克、细辛3克、桂枝10克、炙麻黄6克、杏仁15克、炙甘草5克，水煎服，日1剂。

服药3剂，痰喘咳嗽大减，可平卧睡眠，痞满、浮肿亦减，有食欲感。原方去麻黄加桑白皮、大腹皮各15克，继服3剂，诸症大瘥。效不更方，又服6剂，诸症若失，除动则微喘外，余无所苦，遂停汤剂，拟健脾补肾益肺之丸剂以治其本，药用人参、肉苁蓉、枸杞子、紫河车各100克，蛤蚧1对，生赭石30克，共研细末，炼蜜为丸，每付6克，早晚各1付，连服3个月，体质渐壮，饮食日增，咳喘未作，随访半年，一切良好。

（4）脾阴亏虚，燥热内伤，治以滋运

气虚日久损及脾阴，或燥热之邪袭肺内传，伤其脾阴，以致燥热内伤，常易损及胃阴及肝阴。症见口干舌燥而不欲多饮，脘腹痞满而不思食，身重微热，小便短黄，大便多燥，五心烦热，午后尤甚，腰膝酸软，或胁痛绵绵不已，或四肢肌肉痿软不用，舌红少津，脉细濡数。治宜滋养脾阴、益气清热，常用方药：太子参、沙参、麦冬、石斛、白芍、

乌梅、木瓜、玉竹、知母等。阴虚胃热，灼痛似饥者加炒栀子、丹皮；肺燥干咳者加枇杷叶、桑叶、阿胶；湿热留恋，肢体痿软不用者加苍术、黄柏、薏米；慢性肝炎，胁背隐痛者加龟板、枸杞子、广郁金等。

病案举例：

王某，男，34 岁，工人。1982 年 4 月 17 日初诊。因患肝炎及泌尿系感染而住院，经抗菌素及保肝治疗 2 个月，病情好转而出院。但常有低热（37.5℃左右），肝功损害未复，尿常规检查有蛋白 ++、红白细胞等。刻下症：口干舌燥而不欲多饮，纳呆食少，右胁隐痛，倦怠无力，腰膝酸软，五心烦热，午后尤甚，小便短黄，大便干燥，舌红少津，脉象细数。脉证互参，证属脾阴不足，肝失濡养，阴虚燥热夹湿。治以滋阴润燥、柔肝运脾，佐以清热利湿。

处方：沙参 3 钱、麦冬 3 钱、石斛 4 钱、白芍 3 钱、龟板 4 钱、郁金 3 钱、知母 2 钱、炒栀子 1 钱 5 分、白茅根 6 钱、乌梅 1 钱，水煎服，日 1 剂。服药 6 剂，诸症好转。继进 10 剂，诸症皆平，原方去炒栀子，加枸杞子 3 钱、芡实 3 钱，连服 30 余剂，临床症状完全消失，体力恢复，复查肝功正常，尿常规转阴。遂停药上班工作，随访 3 年，一切正常。

2. 调理脾胃治疗脾胃病

临床上笔者习用仲师调理脾胃十三法（详见诊余漫话），治疗脾胃病随证加减多获良效。虽云调理脾胃十三法，概括言之则为通、运、补、和四法。其中通法中，含有"泻下通腑""和胃降逆""清利湿热""涌吐积滞"四则；运法中含有"温胃暖脾""温阳利湿""温中祛寒"三则；补法中含有

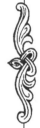

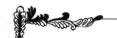

"补中益气""益胃生津"二则；和法中含有"解表和里""调和胃肠""疏肝理脾""饮食调节"四则。通、运、补、和四法当中，尤以通、运二法为关键。盖六腑者，实而不满，以通为用；五脏者满而不实，以运为常。故善调胃者，贵在通降，根据病因病机证候不同而有不同通法，如胃腑燥实者，泻之以通；气滞阻胃者，疏之以通；湿热壅胃者，清之以通；脾寒胃热者，和之以通；胃气虚寒者，温之以通；胃阴不足者，滋之以通；等等。善理脾者，贵在施运，据不同病因病机证候而有不同运法，如脾虚不运者，治以健运；脾虚气陷者，治以升运；脾虚气滞者，治以疏运；脾阳不振者，治以温运；脾胃失调者，治以和运；脾虚热郁者，治以导运；脾阴亏虚者，治以滋运等（详见上节之异病同治）。若脾胃同病者，尤当脾胃兼顾治之。至于所谓脾胃本病的范畴，乃上从口舌糜烂、噎膈反胃，中见痞满鼓胀、胃痛、腹痛、嘈杂泛酸，下至泄泻，旁及黄疸、狐惑病等20余种疾病皆是，几乎包括现代医学整个消化系统疾病。下面仅就常见的胃脘痛和慢性泄泻举例说明其应用。

（1）胃脘痛证治举隅

①肝气犯胃，疏之以通：病由忧思恼怒、情志不畅，导致肝气横逆、胃失和降而作痛。主症：胃脘胀痛，气冲胸胁，嗳气或矢气则舒，舌苔白薄，脉弦。临床上常见于慢性胃炎、消化性溃疡、胃肠神经官能症、胆囊炎、胰腺炎等疾患。治宜疏肝和胃，疏之以通，常用方药柴胡、白芍、枳壳、香附、郁金、甘草等。若气郁化火，灼热嘈杂，上冲胸咽，口苦苔黄者加炒栀子、丹皮；若火郁伤阴，灼痛似饥，口干不欲饮，舌红少津，脉弦细者，减柴胡、香附，加沙参、麦冬；若气郁兼停饮，胸脘痞满不舒，泛恶欲吐，苔腻

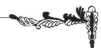

脉滑者去白芍、香附，加姜半夏、茯苓；若气滞湿阻，郁久化热，痛势急迫上冲胁背，得食尤甚，尿赤便结，甚至发冷热者，加大黄、茵陈；若寒热互结，涉及胁背，大便不畅者加大黄、炮附子、芒硝；若久痛入络，气滞血瘀，胃脘刺痛不移，舌质暗红或有瘀点，舌下络脉淡紫长者加五灵脂、蒲黄、降香；有黑便者加三七、乌贼骨等。

病案举例：

石某，女，41 岁，职员。1978 年 1 月 13 日初诊。既往有胃痛史 8 年（胆道感染史），常因生气或饮食不节而发病。2 天前因生气，当晚胃痛发作，上冲胁背，口苦而干，噫气频频，但无恶心呕吐，曾用西药青链霉素、阿托品注射，口服普鲁本辛无效，翌晨来院就诊。

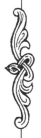

诊脉弦滑略数，舌质红，苔黄腻而燥，患者面容痛苦，不断噫气，捶背捧腹，不能止痛，胃脘拒按，两目不黄。

根据病史和脉症所见，病系肝气郁滞，胃失和降，有化热之象，拟疏肝和胃，佐以清热，四逆散加减。

处方：柴胡 3 钱、白芍 3 钱、郁金 3 钱、香附 3 钱、广木香 2 钱、黄芩 3 钱、甘草 2 钱，水煎服，3 剂。1 个月后，2 月 16 日复诊，上次药后，1 剂痛减，3 剂后胀痛噫气消除，遂停药，饮食调养数日而上班工作，昨天因生气吃冷饭胃痛又作，且增恶心呕吐，口苦，噫气频频，大便燥，5 日未行，小便色黄，不敢进食，食则痛重欲呕。

诊脉弦滑，舌质暗红，苔黄腻。此由气郁日久，七情所伤，生冷伤胃，以致肝胃不和，气滞湿郁，有化热之象，治以疏肝和胃，兼通腑热，四逆散加减。

处方：柴胡 3 钱、白芍 3 钱、香附 3 钱、大黄 3 钱（后入）、黄芩 3 钱、木香 2 钱、甘草 1 钱，水煎服。服药 2 剂后，

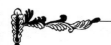

大便已通，胀痛大减，口苦恶心亦止。3剂后诸症若失，遂停药调养数日而上班工作。

②脾胃虚寒，温之以通：病由脾胃素弱，过食生冷或感受寒凉，中阳受伤，寒自内生。主症：胃脘隐痛绵绵不已，喜温喜按，得食稍减，多食又痛，背部脘部觉凉，大便不调，或溏或燥，脉沉，舌淡苔滑。临床上常见于消化性溃疡、慢性胃炎、胃肠神经官能症等疾患。治以温中健胃、祛寒降逆，温而通之。常用方药：党参、白术、公丁香、降香、陈皮、甘草等。兼停饮者，胃脘痞满，泛恶欲吐，胃有振水音者加姜半夏、茯苓、生姜；兼气滞不畅者，脘腹胀甚，噫气矢气，加佛手、广木香；夹血瘀者，胃脘刺痛不移，加五灵脂、蒲黄；兼血虚者，心悸少寐，面色不华，加全当归、丹参；若气虚不能摄血者，大便色黑如漆，去白术、公丁香，倍党参，加三七、乌贼骨等。

病案举例：

丁某，女，24岁，工人。1978年1月8日初诊。

既往有胃痛史4年，曾在某医院钡透诊断：（1）十二指肠球部溃疡；（2）胃黏膜脱垂症。1977年4月曾因呕血住某医院治疗1个月余，血止病情好转而出院。出院后经常胃脘隐痛，嘈杂泛酸，噫气不舒，痞满胀闷，偶有泛恶欲吐，但食欲尚佳，常便秘如羊屎状。近日因饮食不节，病情加重，遂来就诊。

诊脉弦细，舌红无苔，体质瘦弱，面色不华，胃脘喜按。根据病史及脉症，久病多虚，中阳不振，为脾胃虚弱不能温运之胃脘痛，但寒象不甚，且有胃气上逆之症，治以健脾益气、温中降逆，六君子汤化裁。

处方：党参3钱、白术3钱、茯苓3钱、陈皮2钱、姜

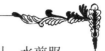

半夏 2 钱、公丁香 1 钱 2 分、甘草 2 钱，姜、枣引，水煎服。

1 月 21 日复诊，服药 1 剂痛减，3 剂后胃痛减半，恶心泛清水已止，噫气嘈杂大减，唯大便尚不通畅，脉象沉弦，舌红苔白，症状大减，腑气未通，原方加酒军 1 钱 5 分，再服 4 剂。药后一切症状消失，脉沉缓，舌红无苔，遂停药观察，注意饮食调养，情绪愉快，数日后已上班工作。1979 年追访，一切良好，偶尔受凉或生气而胃痛发作，照方服二三剂即愈。

（2）久泻证治举隅

①脾虚湿困，治以健运：久泻脾伤，中阳不振，湿困中州，清阳不得升发，脾之运化失常，症见大便时溏时泻，迁延反复，食少难化，或饭后即泻，完谷不化，倦怠神疲，甚则面浮足肿，面色萎黄，舌淡苔滑，脉细或濡缓，临床上常见于慢性肠炎、消化不良等疾患。治以健运法，温中燥湿以助运，离照当空则阴霾自散，拟健运止泻汤（党参、太子参、白术、炮姜、酒军炭、乌梅、炙甘草等）。如兼畏寒、腹痛腹胀者加炮附子、佛手；如有食滞纳呆者加神曲、砂仁；如久泻有后重感或有脱肛者加生薏米、茯苓；五更泻者加吴茱萸、肉豆蔻、补骨脂等。

病案举例：

尚某，男，46 岁，工人。1988 年 7 月 10 日诊。患腹泻病 3 年，经常大便软溏，日 2~3 行，或饭后即泻，含不消化物，常由饮食不当、受寒而加重，伴腹胀、肠鸣、腹痛绵绵、纳呆食少、消瘦、倦怠，曾经纤维肠镜检查，未见明显病损，大便常规检查含不消化物及少量黏液，粪便细菌培养阴性。西医诊为慢性肠炎，消化不良，屡经中西医药治疗不愈。诊脉沉细，舌淡苔滑，体质虚弱，面色苍白不华。脉症合参，证系"久泻"，久泻脾伤，湿伏夹滞，运化失常所致，治以健脾温运。用健运止泻汤加减：党参15克、焦白术15克、酒军炭1克、乌梅7.5克、佛手10克、炮附子10克、砂仁6克、炒神曲15克、炙甘草6克，水煎服，进药3剂，肠鸣、腹痛大减，大便日1~2行，继进6剂，诸症消失，胃纳日增。嘱注意饮食调摄，合服参苓白术散加焦楂炭末1/4量，早晚各服5克。治疗1个月，面色红润，体重增加2公斤，停药观察半年，未见复发。

②脾虚气滞，治以疏运：久泻脾伤，肝木侮土，以致气滞湿郁，常因情绪波动而泄泻发作或加剧，症见：大便泄泻，腹胀攻痛，肠鸣，矢气多，泻后痛减，反复发作，迁延不愈，脉弦舌淡。临床上常见于慢性肠炎、肠激惹综合征等疾患。治以健脾疏运，拟疏运止泻汤（柴胡、炒白芍、白术、炒枳壳、酒军炭、广木香、甘草等）。如屡发不愈者加乌梅、木瓜；兼里急后重者加薤白、黄连等

病案举例：

王某，女，36岁，教师，1988年3月16日诊。患者平素多愁善感，月经不调，经前乳胀伴腹泻，平日常因忧愁恼怒而腹泻腹痛发作或加重，腹胀有气攻窜，肠鸣矢气多，腹痛泻后即缓，病已3年。经钡剂灌肠检查未见病变，大便常规检查有少量黏液，西医诊断为慢性肠炎，肠功能紊乱，屡经中西医药治疗未愈。近因情绪不好而发病，腹痛即泻，日4~5次，大便夹有黏液，诊脉弦滑，舌红苔薄腻，证属"痛泻"，肝郁气滞犯脾之证，治以健脾疏运。用疏运止泻汤加减：柴胡7.5克、炒白芍15克、白术15克、炒枳壳6克、广木香3克、酒军炭1.5克、乌梅7.5克、木瓜10克、橘核15克、炙甘草6克，水煎服。服药3剂，痛除泻止，再进3

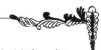

剂，诸症消失。继用逍遥散加橘叶、香附等，调和肝脾。每次月经前服药3~6剂，连治3个经期，平日发病仍按上法治之。先后进药20余剂，月经正常，乳胀、腹痛、泄泻诸症均愈。嘱注意精神调养，饮食调摄，随访半年未见复发。

③脾虚热瘀，治以导运：久病入络，湿郁化热，由气及血，以致脾虚热瘀，伤其肠络。症见：泻后有不尽之感，大便粘滞不畅，或夹黏液血便，腹痛如刺，痛有定处而拒按，口干不欲多饮，舌质暗红，边有瘀点或有紫气，舌下络脉常呈暗赤或淡紫粗长，脉弦或涩，此证虚中夹实，既有湿，又有滞，湿郁化热由气及血而成热瘀，经常反复缠绵而难愈。临床上常见于慢性结肠炎。治以导运法，清化消瘀，健脾助运，拟导运止泻汤（炒枳实、炒白芍、焦楂炭、炒山药、酒军炭、生地榆、玄胡索、五灵脂等）。如大便夹有赤白粘冻者加黄连、秦皮；少腹冷痛者加干姜、炒小茴；久泻不止者加煨乌梅、党参等。

病案举例：

范某，男，40岁，干部，1988年10月7日诊。患腹泻史3年余，迭进健脾、收敛止涩诸药而不愈。大便时燥时泻，泻下不爽，有里急后重感，便夹黏液，左下腹部经常坠胀刺痛。曾经纤维肠镜及病理检查，提示结肠慢性炎症损害。大便常规检查：有红、白细胞及黏液，细菌培养阴性。西医诊断：慢性结肠炎。经治不愈，近日病情加剧，腹痛腹泻，大便日3~5行，夹有黏液，里急后重，诊脉沉弦而滑，舌暗红无苔有紫气，舌下络脉淡紫而粗长，左下腹腹结穴、腹舍穴有压痛点，拒按，按之有柔软之条索状物，有胀痛下坠感。脉症合参，证属久泻，湿郁日久化热，由气及血，损伤肠络，有变滞下之势。导运止泻汤加减：炒枳实

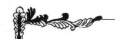

10克、焦白术15克、焦楂炭15克、炒山药15克、生地榆20克、酒军炭2克、黄连5克、煨乌梅7.5克、党参15克、干姜6克、甘草6克、元胡15克，水煎服，日1剂。进药3剂，痛减泻缓，6剂痛平泻止，原方加减续服30余剂，诸症消失。为巩固治疗，嘱服焦楂炭、生山药等量研末，红糖引，早晚各服10克，白开水调如糊状吞下，服药3个月，多次检查大便常规皆正常，复查纤维肠镜及病理，炎症损害消失，一切正常，随访1年未见复发。

综上运用调理脾胃"通""运"二法治疗常见脾胃病之胃脘痛，久泻病证具有较好疗效，举隅可见一斑。临床上治胃以"通"为法，理脾以"运"为常，此言其常，二法之具体运用尚须结合辨证灵活施治才能收到更好效果。如胃脘痛辨证之要以"虚实为纲，寒热为目"，先辨虚实，次辨寒热。肝气犯胃者多实，脾胃虚寒者多虚，虚实之中又有寒热之分。如气郁日久，最易化火，火郁迁延，必伤胃阴。再如气滞易成血瘀，阳虚易生内寒，是为实中有热有虚，虚中有寒有实。另如治疗久泻用"三运法"，意在调理脾运之功能而达止泻目的，实乃治本之法，故云：理脾以"运"为常。所用方药温中助阳、疏理气机、消瘀导滞等均以施运为法，其他"补"、"和"二法，寓运于补，寓运于和皆在其中。所拟三方，其主治不同，而皆伍以酒军炭者，欲止先行，邪去正乃安。盖久泻脾伤，多夹湿、夹滞、夹瘀，故用之。且川军经酒制成炭，其苦寒之性已去，服用小量（每剂1~2克）变消导而收敛，且有祛瘀生新之功效，导滞不破，泻中有补，是一味调理脾胃治疗久泻理想的双向药物。再根据不同病证配以对药，则相辅相成，其效益彰。如健运止泻汤中酒军炭配乌梅，祛湿助运，益阴敛肠以止泻；疏运止泻汤中酒

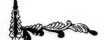

军炭配木香，疏肝理气，和脾以止泻；导运止泻汤中酒军炭配焦楂炭，清热祛湿化瘀以止泻。不同病情，不同配伍，寓补于通，寓通于敛，寓敛于运，故能收到满意效果，久泻用运法，实乃标本兼顾之良法也。以上仅举以"通""运"二字，治疗脾胃病另二则"补"与"和"，这里从略。

九、谈消化系疑难病证治法

1. 萎缩性胃炎从"痞"论治

痞满是以脘中痞塞，满闷不舒，而无明显疼痛，触之无形为主症的病证。慢性萎缩性胃炎的症状表现与痞满密切相关。

痞满一证，《内经》中称否、满，或否满、否膈等。汉·张仲景在《伤寒论》中明确指出"满而不痛者，此为痞"，并提出诸泻心汤治法，但所指均为伤寒误治痞证。金元医家著有痞满专论，朱丹溪说："痞者与否同，不通泰也"、"脾气不和，中央痞塞，皆土邪之所谓也"，指出痞证的定义、定位和病机；李东垣提出消痞丸的治痞方药。清·林珮琴在《类证治裁·痞满篇》里对痞满的病因分类作了说明："伤寒之痞，从外之内，故宜苦泻，杂病之痞，从内之外，故宜辛散"，并把杂病之痞满证分作胃腑寒滞停痰、饮食寒凉伤胃、脾胃阳微、中气久虚、精微不化、脾虚失运、胃虚气滞等若干证型，指出"亦有寒热虚实之不同"，宜分别治之。

慢性萎缩性胃炎的症状表现主要为上腹部痞满、胀闷，饭后加重等消化不良症状或兼有胀痛等症状，其主症属于中医学的痞满范畴，因而认为本病应从痞证论治。本病病位在胃，主症为痞满，治法为消痞，故应以"胃痞"命名为妥。

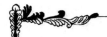

下面以胃痞（萎缩性胃炎）论述之。

慢性萎缩性胃炎（胃痞）是中老年人慢性胃炎中的常见多发病。1978年世界卫生组织将其列为癌前状态之一，对人类健康威胁较大。

胃痞（萎缩性胃炎）的临床全过程，始终呈现本虚标实、虚实夹杂的病理状态。多数病人开始阶段既有脾胃气（阳）虚的一面，又有肝胃不和气滞的一面。因而出现中虚气滞、升降失调的痞满诸证，此为本病的常见主症。临床症见：胃脘痞满或胸脘气逆，噫气矢气，空腹不适或有隐痛，得食稍缓，喜暖喜按，食饮减退，大便溏薄，舌淡红苔白薄，脉沉或弦，久则倦怠，消瘦，贫血。治以补中消痞，理气导滞，方用补中消痞汤（党参、黄芪、白术、枳实、炒白芍、桂枝、丹参、炙甘草、生姜、红枣），水煎早晚分服。方中党参、黄芪、白术、炙甘草补中益气、健脾和胃，为补益脾胃中虚的主药；枳实宽中理气，与白术合用理气导滞，消补兼施，以助其升清降浊之枢机；桂枝温中通络，与甘草配伍有辛甘化阳之用；白芍和中缓急，与甘草合用有酸甘化阴之效，两对药配伍以调和阴阳气血；丹参养血活血，寓补于消，为久病入络之良药；辅以姜、枣以调和脾胃。本方系由枳术丸、人参汤、黄芪建中汤化裁而成，诸药合奏理气导滞、补中消痞之效。若噫气、矢气不畅者加佛手，脘中隐痛加香橼、玄胡索，胁背胀痛者加广木香、郁金，胸脘拘急、气逆咽梗者加香附、苏梗，食少难消加鸡内金、炒谷麦芽，大便溏泻加茯苓，大便秘结加肉苁蓉，贫血、头眩者加当归、枸杞子。为服药方便，以利持久治疗，可用胃康复冲剂（李氏验方，本院药厂制剂）。

若迁延失治，脾失健运，胃失和降，清浊相干，运化失

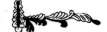

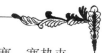

司而形成痰湿中阻之痞满证，此时易殃及胃热脾寒、寒热夹杂之变，此为胃痞之兼症。临床症见：胃脘闷胀或脘腹痞满，嘈杂不舒，似痛非痛，饭后饱胀，食欲减退，口苦口粘，大便不畅，舌苔厚腻，脉象弦滑，治以益气健胃、和中开痞，方用和中消痞汤（党参、制半夏、黄连、干姜、炒白芍、蒲公英、丹参、炙甘草），水煎，早晚分服。方中党参、炙甘草补中气、健脾胃；制半夏燥湿化痰，与党参合用助运祛湿以消痞结；黄连清热燥湿，干姜温中祛湿，二药合用辛开苦降，为和中消痞之主药；蒲公英苦味健胃，有清热和中之效；白芍缓急和中，与甘草合用酸甘化阴，以益胃阴而防燥药之急；干姜与甘草合用辛甘化阳，以扶脾阳而化寒湿之邪，互相配伍益阴济阳，和调寒热；丹参养血活血，寓补于消以和胃通络。本方系由半夏泻心汤、芍药甘草汤、理中汤化裁而成，诸药合奏益气健胃、和中开痞之效。若胃痛明显加香橼、玄胡索，胃中冷者倍干姜加肉桂，灼痛口干者干姜易炮姜加石斛，噫气、矢气不畅者加佛手、枳壳，食少难消加鸡内金、炒谷麦芽，贫血短气者加黄芪、当归。

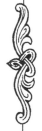

若气郁化火，灼伤胃阴，或久病气阴两伤、胃络失养而酿成中虚火郁、阴亏胃热之痞满证，多为胃痞之变证。临床症见：胃脘痞塞，灼热似痛，似饥不欲食，口干不欲饮，五心烦热，食欲减退，大便秘结，舌红少津或光剥龟裂，脉细或数。治以养阴益胃、清中消痞，方用清中消痞汤（太子参、麦门冬、制半夏、柴胡、生白芍、炒栀子、丹皮、青皮、丹参、甘草），水煎，早晚分服。方中太子参、甘草补中益气，以助脾胃之气阴；麦门冬甘寒消热，养阴益胃；半夏和中降逆以消痞；柴胡疏肝解郁以畅胃；生白芍和中缓急以抑肝和胃；青皮理气导滞散痞；栀子清泄三焦火郁；丹皮

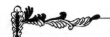

凉血清泄阴火；丹参凉血祛瘀、调养胃络；甘草又能调和诸药。本方系由麦门冬汤、四逆散、栀子豉汤化裁而成，方中太子参、麦门冬之补，柴胡之升，青皮、半夏之降，栀子、丹皮之清，白芍、甘草之和，丹参之消，合诸药补、消、清、和、升、降于一炉，具有养阴益胃、清中消痞之效。若胃中有停饮，泛恶欲吐加竹茹、茯苓，口干舌辣者加黄连、生地，嗳气、矢气不畅加佛手，气逆咽梗加旋覆花、生赭石，大便溏薄加山药、扁豆，食少难消加鸡内金、炒谷麦芽，头眩目涩者加枸杞子、甘菊。

以上三证，胃镜及病理检查伴有"肠上皮化生"、"不典型增生"者选加乌梅、生鸡内金、生薏苡仁、山慈菇、白花蛇舌草、莪术等；胃黏膜充血明显者用丹参，酌加连翘、苦参，黏膜水肿明显者酌加肉桂、炮附子，伴有黏膜糜烂出血者酌加黄芪、白及、三七，伴有胆汁返流者选加柴胡、枳壳、郁金、广木香等。

上述各证之治疗，可根据证型不同，证变方亦变，不可拘泥。每疗程为 3 个月，视病情治疗 1~3 个疗程，复查胃镜及病理，以判定疗效情况与确定治疗方案。

病案举例：

（1）气滞胃痞（慢性萎缩性胃炎，癌前病变）证

迟某，男，66 岁。1986 年 11 月 2 日初诊，病志号 1180。

病史与主症：患胃痛 4 年多。经常胃脘痞满不舒，空腹尤甚，进食稍缓，旋又不舒，纳呆不饥，倦怠乏力，日渐消瘦，大便多溏，嗳气矢气，屡经中西医诊治不愈。曾服猴菇菌片等药，半年多未见显效。胃镜诊断：慢性萎缩性胃炎伴肠上皮化生中度、大肠型。诊脉沉弦细，舌淡红有瘀点，苔

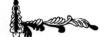

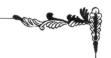

薄白，舌下络脉淡紫粗长，有若干小结节。

辨证：脾胃虚弱，气机郁滞，升降失调，故见脘痞、纳呆、嗳气、便溏、乏力等症。

治则：理气导滞，补中消痞。

处方：黄芪25克、党参15克、丹参15克、白术10克、木香3克、内金20克、莪术10克、桂枝10克、白芍5克、砂仁3克、香橼15克、姜半夏7.5克、陈皮10克、甘草7.5克，水煎服，日1剂。

2周后诸症大减。原方加减服药2个月，食欲恢复，体重增加，痞满已除，但觉口干不欲多饮，此系年迈阴虚久病化热之象。遂进清中消痞汤加减治之，阴虚内热之象渐解，续服胃康复3号冲剂，以资巩固。复查胃镜病理，肠上皮化生消失，已转浅表性胃炎。遂停药观察1年余，一切良好。

按语：本案胃痞，经胃镜及病理检查确诊为慢性萎缩性胃炎伴肠上皮化生，世界卫生组织称其为萎缩性胃炎、癌前病变。病由脾胃中虚、气滞失调所致，初用补中消痞汤加减。方中黄芪、党参、白术、甘草补中健脾以和胃；木香、香橼、陈皮、半夏理气导滞以调中；伍桂枝振奋中阳以温中；配丹参、内金、莪术活血祛瘀、消痞化积。此等药与白芍、甘草合用又能缓急止痛，对肠上皮化生有消除效用。少佐砂仁以醒脾开胃，故药后痞满消除，食欲恢复，体重增加。舌红少津，口干不多饮，胃中灼热似痛，五心烦热，大便秘结，症系年迈阴虚、久病化热之征。故改进清中消痞汤，予养阴清热之法，使病情稳定，复查胃镜及病理亦获显效，由萎缩性胃炎转为浅表性胃炎，肠上皮化生亦得消失。

（2）湿阻胃痞（慢性萎缩性胃炎）证

杨某，男，53岁。1987年4月25日初诊，病志号451。

病史与主症：胃病史 3 年，经常胃脘闷胀，隐痛，曾服维酶素半年多，无明显疗效。近因饮食不节，情志不畅，痞满隐痛加重，纳呆食少，饭后腹胀，口苦口粘，大便不畅，日见消瘦，倦怠无力。诊脉弦滑，舌暗红苔黄腻，中脘穴有压痛，胃镜及病理检查诊为慢性萎缩性胃炎。

辨证：素体脾胃虚弱，饮食不节，情志不舒，寒湿内阻，气郁化热，寒热夹杂，升降失调。故见脘痞隐痛、纳呆、口苦而粘、大便不畅、舌红苔黄腻等中虚湿阻、寒热夹杂之胃痞证。

治则：益气健胃，和中开痞。

处方：党参 15 克、姜半夏 15 克、黄连 3 克、干姜 3 克、丹参 15 克、白芍 15 克、公英 15 克、甘草 5 克，水煎服，日 1 剂。

进药 6 剂，胃胀隐痛大减，胃纳略增，食后似饱胀，黄腻苔少退。原方加鸡内金、生麦芽等，服药约 3 个月，诸症完全消失，食欲恢复，偶有饮食不当而小胀，服药即愈。继服胃康复冲剂巩固之。约半年一切良好，面色红润，食纳正常，二便自调，体重增加，舌红苔薄白，脉象弦滑。复查胃镜及病理，已转浅表性胃炎。停药，饮食调养 1 年后复查，一切良好。

按语：胃痞病同证异，本案痞满而见苔黄腻，脉弦滑，属湿阻中焦、寒热夹杂之候。故治以益气健胃、和中开痞之法，即和中消痞汤加减，方本半夏泻心汤化裁而成，由半夏泻心汤、理中汤、芍药甘草汤三方化裁组成。辛开苦降以开痞，调和寒热以畅中。病久入络，故加丹参化瘀以生新；加蒲公英味苦健胃以清热。对中虚湿阻、寒热夹杂之胃痞证，用之多效。

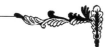

（3）阴虚胃痞（慢性萎缩性胃炎）证

王某，女，32岁，1987年9月8日初诊，病志号980。

病史与主症：患者胃病史10余年，经常胃脘胀满痞塞，近因情志郁怒而加重。胃中灼热似痛，似饥不欲食，口干不欲饮，舌辣似痛，大便干燥，二三日一行，倦怠无力，日渐消瘦，屡经中西医诊治未愈。曾服维酶素半年不效。胃镜病理诊断：慢性萎缩性胃炎。诊脉沉细略数，舌质红，龟裂无苔，中脘及脾俞、胃俞穴有压痛。

辨证：脾胃素虚，情志郁怒，肝气不舒，肝胃不和，郁久化火，热灼阴津，故见胃灼痛，似饥不欲食，口干不欲饮，便结，脉数，舌红龟裂无苔等中焦火郁、阴亏胃热之胃痞证。

治则：养阴益胃，清中消痞。

处方：沙参20克、麦冬15克、清半夏7.5克、竹叶10克、生石膏30克、炒栀子7.5克、生山药15克、甘草5克，水煎服，日1剂。

服药2周，灼热已缓，口干、舌辣均减，大便通畅，食纳略增。原方增减服药约3个月，诸症消失，食欲恢复，体重增加，舌红润，龟裂已平，脉弱滑。继服复胃康3号冲剂巩固。复查胃镜病理，已转成浅表性胃炎，停药观察，定期复查胃镜及病理2年余，一切良好。

按语：综观上述胃痞（萎缩性胃炎）三案，其临床表现均以胃脘痞满为主症，病位在胃，故以胃痞定名较为妥帖。其病因病机与胃、脾、肝三脏功能失调密切相关。肝失疏泄，脾失健运，胃失和降，因而升降失调，导致中虚气滞、湿阻、血瘀、化火、伤阴等病理变化。据此提出胃痞一病，可分中虚气滞、升降失调证；中虚湿阻、寒热夹杂证；中虚

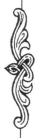

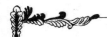

火郁、阴亏胃热证三个证型。三型之中均以脾胃中虚为本，然非固定不变，有时亦有证型交叉出现，但从病因病机分析仍有主次之别，这与由虚致实、由实转虚存在于胃癌的全过程有关。因此，辨证施治过程中，须始终本着扶正与祛邪兼顾的原则，在治法上本"寓补于消，标本兼顾"之旨，对三个证型分和中消癌、补中消癌、养阴清热消癌为法的相应方药。

本案系中虚火郁、阴虚胃热之胃癌证。故用养阴益胃、清中消癌之剂，方中沙参、麦冬、甘草、山药滋养胃阴以治本，栀子、竹叶、生石膏清泄胃热以治标，配半夏降逆开癌，诸药合奏养阴清热、益胃消癌之功，故获良好效果。

2. 消化性溃疡从"痈"论治

中医学里的痈证，乃由气血受病邪所困、壅滞不通而成，甚则肌肉腐坏而成溃疡。有外痈和内痈两大类，外痈生于体表肌肉之中，外观可以看到红肿高起，掀红肿痛，属阳证实证，易消易溃易敛；内痈生于脏腑之间，如肝痈、肺痈、肠痈、胃脘痈等，初起属阳，虚实夹杂；继则转阴，本虚标实，严重者预后不良。

消化性溃疡的病位及症状表现与胃脘内痈极相似，在治法上可互相参考。胃脘内痈的病名和诊断，最早见于《素问·病能论》："黄帝问曰：人病胃脘痈者，诊当何如？岐伯对曰：诊此者，当候胃脉，其脉当沉细，沉细者气逆……故胃脘为痈也。"从脉测证，可知胃脘痈与其他内痈不尽相同，脉沉主里，细为本虚，痈者气血壅滞，标实也，初起即为本虚标实证。关于胃脘痈的病因病机亦有描述，《圣济总

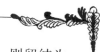

录》说："夫阴阳升降，则营卫流通；气逆而隔，则留结为痈。胃脘痈者，由寒气格阳，热聚胃口，寒热不调，故血肉腐坏。"关于胃脘痈的临床表现，《疡科心得集》指出："胃脘痈分为外、内痈，其内痈生于胃中，中脘穴隐痛。"对其病因提出："醇酒炙煿，七情火郁，又感寒气格阳，清气下陷，营气不从……痰气不壅。"《释名·释疾病》曰："痈，壅也，气壅痞结，裹而溃也……血行不良，毒质瘀积而生，大而浅者为痈。"又提出"胃脘痈"重症可有"微肿身皮甲错，胸膈痞闷、腹中痛连心……饮食少纳，形神憔悴，精神耗竭而毙"的恶性转化。这些记载切合临床实际。另外，对胃脘痈的病位有清楚的描述，《外证医案汇编》的"胃中气虚，两头门户最小，上口为贲门，下口为幽门，胃痈有上下之分"，此与胃及十二指肠溃疡病灶颇为一致，但文献所载详于论证，略于方治。

　　消化性溃疡（胃脘痈）是一种常见多发病，临床表现主要呈现为规律性的胃脘痛，伴有嘈杂泛酸等症状。如能及时合理地治疗，预后一般是良好的。治疗不当久延不愈，易出现并发症如穿孔、出血等，少数病人亦有恶变的转化，前人对此亦有认识。"胃脘痈"由于寒热不调而有"血肉腐坏"甚至"微肿身皮甲错……形神憔悴，精耗气竭而毙"的记载。

　　消化性溃疡（胃脘痈）的临床主症为胃脘痛，尽管其病因病机不同，病灶有在上在下之异，但病机皆为气病及血，壅滞不通，损伤胃络，血肉腐坏而成痈疡，由于气机阻滞，胃失濡养而产生胃脘疼痛诸症。其发病全过程呈现虚实夹杂、寒热交织、在气在血的病理状态。临床上根据疼痛的时间性质及与饮食的关系，察其舌脉变化及俞穴压痛等，辨

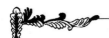

审其虚实、寒热、气血的不同而施治之，如胃脘痛久延不愈，痛势隐隐喜按，得食减轻，舌淡脉细为虚证；痛势急剧，饭后加重，俞穴拒按，舌暗红脉弦为实证；冷痛喜热，舌白滑脉沉为寒证；灼热急痛、舌偏红脉滑为热证；胀痛或攻冲痛、舌红无苔脉弦，俞穴轻按则舒，重按则痛为气滞；刺痛不移，舌有紫气，舌下络脉呈淡紫粗长的为血瘀；突然剧痛、面色苍白、呕血便血为痈疡腐溃穿孔，有气虚血脱之势，应采取急救措施。病有新久，势有缓急。临床上常见有肝胃气郁、脾胃虚滞、脾胃虚寒三大证型，治疗原则是通过疏肝健脾、调和胃气、温中祛寒以达疏理气机、调畅营卫，顾护胃络、消痈敛疡、制酸止痛的目的。

肝胃气郁、胃失和降证，初病在气分，壅滞胃腑，渐则郁久化火，灼伤胃络，入血分，营气不从，瘀而成痈。症见胃脘胀痛，气冲胸胁，得嗳气矢气则舒，遇恼怒发病或加重，舌淡暗，苔白薄，脉弦，治宜疏肝和胃、协调升降、理气化瘀佐以清热解毒，方用理气调胃汤（柴胡、枳壳、白芍、香附、郁金、浙贝母、甘草），方本《伤寒论·少阴篇》四逆散化裁，方中柴胡舒肝解郁，调和寒热，枳壳行气散结，消心下痞坚，二药合用一升一降，升清降浊以畅气机、疏达郁热；白芍入营和血、缓急止痛，甘草益气和中兼清热解毒，二药合用酸甘化阴，调和营卫以柔肝散结止痛；伍以香附疏肝理气通络，郁金行气活血化瘀，浙贝母清热解毒以消痈肿，诸药合奏疏肝和胃、理气化瘀、散结消痈止痛之效。若病势急迫，嘈杂泛酸，口苦苔黄者加黄连、吴茱萸；若火郁伤阴，灼痛似饥、口干不欲饮，舌质偏红无苔，甚或光剥者减柴胡、香附，加沙参、麦冬；若血瘀明显，胃脘刺痛不移、俞穴拒按，舌暗赤有瘀点或舌下络脉淡紫粗长者去

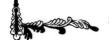

柴胡，加丹参、降香，兼见大便色黑如漆者加乌贼骨、三七粉（另吞）。若迁延失治，或由饮食所伤，脾胃素虚，血行不畅，病已由气及血，此为脾胃虚滞、痈疡已溃，既有气虚又有血瘀之本虚标实证。症见胃脘饿痛，得食稍缓，多食又痛，吞酸嘈杂，脘腹痞满，大便或溏或燥，中脘穴有压痛，舌淡红有紫气，或见舌下络脉淡紫粗长，脉沉或弦，方用健中调胃汤（党参、白术、制半夏、陈皮、降香、公丁香、乌贼骨、甘草）。方本《伤寒论·霍乱篇》理中丸化裁，方中党参、白术益气健中、调补脾胃以扶正；半夏、陈皮燥湿化痰、理气和胃以祛痈疡之湿滞；降香化瘀而止血，乌贼骨制酸而敛疡，为治痈疡之主药，伍以公丁香温中降逆以通阳，甘草和中缓急以解毒，诸药共奏健中调胃、敛疡止痛之效。偏阳虚寒盛者，冷痛较重加良姜、荜澄茄；兼气郁不畅者，脘腹胀满明显、噫气矢气加佛手、香橼皮；兼饮盛，泛吐清水，或胃有振水音加茯苓、生姜；痈疡日久，气虚不能摄血，大便色黑如漆或呕血，倍党参加炮姜、三七粉（另吞）。若胃痈溃后日久，中阳不振，渐成脾胃虚寒证，由于胃失温养而症见胃脘冷痛，或隐痛绵绵不已，喜热喜按，遇冷发病或加重，舌淡苔滑，脉沉细，方用温中调胃汤（黄芪、党参、桂枝、炒白芍、生麦芽、乌贼骨、炙甘草、生姜、大枣），方本《金匮要略·血痹虚劳篇》黄芪建中汤化裁，方中黄芪、党参甘温相得，补中益气以托痈疡内溃之虚，益痈疡溃后之敛；桂枝、甘草辛甘相合，有温通胃络、祛瘀生新，补益中气、托里敛疡之功；白芍、甘草酸甘相须，益阴和里，缓急止痛，且有解毒之效；生麦芽性平入脾胃助消导，乌贼骨性温涩，敛疡制酸，二药合用消而能敛。配姜、枣调和脾胃以和中扶正，诸药合奏补中益气、温养脾胃、托

里消痈、制酸敛疡、缓急止痛之功。兼气滞者痞满胀闷、噫气矢气加木香、佛手；兼血虚者心悸失眠、面色苍白，加当归、丹参；兼气不摄血者，生姜易炮姜炭，倍党参去桂枝，加三七粉（另吞）。

病案举例：

（1）胃脘痛（十二指肠球部溃疡）证

李某，男，20岁。1973年3月4日初诊，病志号206。

病史与主症：既往有胃痛史5年，常于寒冷季节或着凉后发病，钡透诊断为"十二指肠球部溃疡"。经常胃脘隐痛，空腹为甚，得暖痛缓，泛酸嘈杂。近因受凉饮冷，疼痛又作，噫气嘈杂，泛吐清水，大便溏，小便清长，脉沉细而弦，舌淡红胖嫩，苔白滑。

辨证：素体脾阳不振，感寒饮冷，脾失健运，胃失和降，故见脘痛喜暖、泛吐清水、噫气便溏、舌淡红胖嫩、苔白滑等症。证属脾胃虚寒之胃脘痛。

治则：温中散寒，和胃止痛（温中调胃汤加减）。

处方：党参3钱、桂枝3钱、炒白芍6钱、干姜1钱、炙甘草2钱、大枣5枚，水煎服，另加饴糖20毫升，分2次烊化服，服3剂。

服药1剂，胃痛大减，嘈杂亦减，脉转沉细小滑，苔白薄而润。效不更方，干姜改生姜3片，再服2剂，诸症皆消，遂停药。1977年随访，患者云：自上次治后，一切良好，偶因受寒胃痛，服上方2~3剂即愈，近1年来，未再发病。

按语：本案脉症十分明显，证系脾胃虚寒胃痛，故用小建中汤加减。方中生姜易干姜加强温中祛寒之效，加党参补中益气助运，故一剂药而大效。嘈杂而伴泛吐清水者，亦属

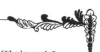

胃寒饮盛所致，故施以温中散寒法亦得止。中寒胃痛已缓，故再剂去干姜加生姜以散寒饮为法，药证相符，故获良好效果。

（2）胃脘痛（消化性溃疡伴胃黏膜脱垂）证

丁某，女，24岁。1978年1月18日初诊，病志号150。

病史与主症：既往有胃痛史4年，钡透诊断为：①十二指肠球部溃疡；②胃黏膜脱垂症。1977年4月曾有呕血，血止后经常胃脘隐痛，嘈杂吐酸，嗳气不舒，痞满胀闷，偶有泛恶欲吐，但食纳尚佳，便结。近因饮食不节，前症加重，因来就诊。诊脉弦细，舌红无苔。

辨证：久病体弱，中阳不振，脾失温运，胃气上逆，故见脘痛、痞闷、嗳气、泛恶等症，证属脾胃虚弱、夹饮夹瘀之胃脘痛证。

治则：健脾益气，温中降逆（健中调胃汤加减）。

处方：党参3钱、白术3钱、茯苓3钱、陈皮2钱、姜半夏2钱、公丁香1钱5分、降香3钱、炙甘草2钱，姜、枣引，水煎服。

服药1剂，痛减，3剂后胃痛减半。恶心泛吐清水已止，嗳气嘈杂大减，唯大便尚不通畅，证属脾约不为胃行其津液之证。原方再服4剂，一切症状消失，遂停药观察，注意饮食调养，精神愉快，数日后完全康复。1979年追访，一切良好，偶因受寒或生气而胃痛小作，照方服2~3剂即愈。

按语：本案证属脾胃虚弱、夹饮夹瘀之证，故用六君子汤健脾和胃佐以化饮。方中伍公丁香温中降逆，配降香化瘀止痛，由于药证相符，故能收到良好之效。唯药后大便秘而不畅，此种便秘，非热结阳明之燥秘，乃脾约不能为胃行其

津液之秘，故不用通里泻下之药，仍治以健脾和胃，不通便而便自畅也。

3. 溃疡性结肠炎从"痢"论治

慢性非特异性溃疡性结肠炎的临床表现，以腹痛、腹泻、黏液或脓血便反复发作为其主要特征，属于中医学的肠澼、久痢范畴。古无痢疾病名，《素问·通评虚实论》称肠澼，《金匮要略》呕吐哕下利病篇中有"热利下重者，白头翁汤主之""下利便脓血者，桃花汤主之"，汉以前均以下利统称之，至隋代《诸病源候论·痢疾诸候》中始有脓血痢、热痢、久痢、休息痢等病名；辨证施治方面，在前人有效的辨治效方基础上又有不断的发展和补充，如明《医宗必读·痢疾》篇中提出"须求何邪所伤，何脏受病，因于湿热者，去其湿热，因于积滞者，去其积滞，新感而实者，可以通因通用，久病而虚者，可以塞因塞用。"久痢属本虚标实、寒热夹杂证，须施以标本兼顾法治之。

溃疡性结肠炎（久痢）临床常见有两证。

（1）肝脾不和、气滞湿郁痢证：主症为腹泻，腹痛，腹痛即泻，泻后痛减，大便为黏液或兼脓血便，里急后重明显，反复发作；发作后大便或溏或燥，此与急性菌痢不同。常伴有食欲不振，胸脘痞满，嗳气不舒，性急多怒等。舌淡红苔腻，舌下络脉多呈淡紫或青紫而长，脉弦滑或滑数。常因恼怒而发或加重，一般多为急性发作，偏实证为多。治以疏肝理气、和脾化湿法，方用疏肝和脾汤（柴胡、白芍、枳壳、木香、酒军炭、生地榆、甘草）。方本《伤寒论·少阴篇》之四逆散化裁而成，本方具有调和肝脾、升清降浊效用。方中柴胡疏肝解郁，枳壳理气散结，二药相伍，一升一

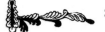

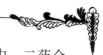

降，能升清降浊；白芍和营缓急，甘草益气和中，二药合用，酸甘化阴，有较好的治痢止痛效用；加生地榆凉血止血，敛疡止痢，木香宽中调气而理肠，酒军炭导滞清热而收敛（用此药须经酒制成炭，存性，量宜少，一般用量1～3克，多则泻下，少则收敛，下同），二药相伍为理气导滞、调整胃肠之良药。诸药合用共奏疏肝理气、和脾化湿止痢之效。若里急后重甚者加薤白、秦皮；腹痛剧者，白芍加倍，加玄胡索、丹参；血便多者去枳壳，加田三七、乌贼骨；急性发作发热者加白头翁、黄连、银花。诸症消失后，宜常服焦楂炭、生山药等药研末，每服15克，白开水调如糊状，加小量白糖服下，每日2～3次以巩固疗效。

（2）脾虚湿盛、寒热夹杂痢证：主症为腹泻，腹痛绵绵不已，长期大便溏薄，脓血杂下，甚或滑脱不禁，里急后重较轻，常伴有畏寒怕冷，神疲短气，倦怠乏力，纳呆食少，脘腹胀满，面色不华，舌淡苔滑，或兼腻苔，舌下络脉淡红细短，或淡紫细长，脉象沉细或濡滑，常因过劳、受凉或饮食不当而发病或加重，一般多为久病，偏虚证多。治以温运脾湿，调和寒热。拟温中益脾汤（党参、白术、炮姜、生地榆、乌梅、酒军炭、炙甘草），方本《伤寒论·霍乱篇》之理中丸化裁而成。方中党参补气健中，白术燥湿健脾，炮姜温中散寒而收敛，炙甘草和中缓急而止痛，加生地榆止血敛疡而治痢，乌梅益阴而收敛，酒军炭导滞清热，二药合用寓泻于补，相辅相成。诸药共奏温运健脾、调和寒热之效，为治久痢的有效方剂。若腹冷腹痛明显者加炮附子、炒白芍、桂枝；少腹坠胀、里急后重明显者加广木香、黄连；黏液血便多者加田三七、乌贼骨；五更泄泻者加吴茱萸、肉豆蔻、破故纸；滑泄不禁者加赤石脂、罂粟壳；若病情重，迁延

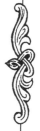

难愈者可配合中药保留灌肠法，方用马齿苋 30 克、生地榆 30 克、乌贼骨 20 克，水煎 2 次取汁 200 毫升，兑入锡类散 2 瓶和匀，适温 36℃上下，用吊瓶缓缓滴注肛管内，保留 2 小时以上，每晚 1 次，10 次为 1 个疗程，必要时休息 3~5 天再用。此法对结肠近端溃疡疗效尤佳。

病案举例：

（1）肝脾不和久痢（慢性溃疡性结肠炎）

王某，女，55 岁，干部。1980 年 6 月 10 日初诊，病志号 610。

病史与主症：患慢性腹泻 2 年，常因情志不舒、忧思恼怒而发病。腹泻、腹痛，日 5~6 行，甚达 10 余行，黏液血便，里急后重，且常伴肠鸣腹胀，腹痛即泻，泻后痛缓，胸胁满闷，食欲不振，嗳气不舒。多次大便常规检查及培养排除痢疾，X 线钡剂灌肠检查确诊为溃疡性结肠炎。先后用中西药物治疗效果均不显，诊脉弦滑，舌红苔白腻，舌下络脉淡紫粗长。

辨证：七情所伤，气机不利，肝失条达，横逆侮脾，脾失健运，湿郁化热，故见腹痛泄泻、黏液血便、里急后重、纳差、嗳气等肝脾不和、气滞湿郁夹热之证候。

治则：舒肝和胃，理气化湿，佐以清热（疏肝和脾汤加减）。

处方：柴胡 3 钱、黄芩 3 钱、延胡索 3 钱、白芍 6 钱、广木香 1 钱 5 分、酒大黄炭 6 分、甘草 2 钱，水煎服，日 1 剂。

服药 3 剂，腹泻止，腹痛减，效不更方，方药略有增减，连服 30 余剂，诸症俱失。经乙状结肠镜检查溃疡面全部愈合。为巩固疗效，嘱服焦楂炭粉，每服 1 钱，加白糖少

许，开水送服，每天 2 次。随访半年，病未复发。

按语：四逆散具有调和肝脾、升清降浊的作用。方中柴胡舒肝解郁，枳壳理气散结，白芍和营缓急，甘草益气和中，再加木香调气理肠，酒大黄导滞清热，两药合用，理气导滞，调整胃肠。诸药配伍，共奏疏肝理气、和脾化湿之功。对肝脾不和、气滞湿郁型之慢性溃疡性结肠炎确有良效。《伤寒论》中有四逆散治疗"腹中痛"或"泄痢下重"的记载，与本型所述肝脾不和、气滞湿郁之久痢基本一致。故遵循其旨，方药略加变通而收良效。

（2）脾虚湿困久痢（慢性结肠炎）

王某，男，58 岁。1988 年 3 月 30 日初诊，病志号 350。

病史与主症：腹痛泄泻反复发作 6 年，该患形体丰盛，每因食腻或饮食寒凉，宿疾必发。便下清稀，夹少量黏液，日登厕数行，伴腹痛胀满，纳呆泛恶，喜暖喜按，舌胖大紫暗，苔白腻，脉细滑。经乙状结肠镜诊为"慢性结肠炎"。每次发作服黄连素或痢特灵可缓解，旋而又泻，终年累月缠绵难愈，甚为苦恼。

辨证：肥胖之体，多夹痰湿，每因饮食不节，损伤中阳，脾失健运，湿从内生，湿郁日久，有化热之势，证属脾虚湿困、寒热夹杂之久痢证。

治则：温运脾湿，调和寒热（温中益脾汤加减）。

处方：党参 15 克、白术 15 克、炮姜 3 克、川连 5 克、五味子 7.5 克、炙甘草 10 克、扁豆 15 克，取 6 剂，水煎，早晚温服。

复诊：药后腹泻次数减少，腹痛减轻，腻苔渐化，脉象弦细。效不更方，再投 6 剂，痛泻泛恶皆平，便已成形，每

日 1 次。食纳锐增，精神转佳，腻苔尽化，脉象沉缓。继用
参苓白术散、香连丸早晚交替服，以巩固疗效。随访 2 年，
诸症未发。

按语：新痢易治，久痢难愈。棘手于正虚邪恋，寒热夹
杂之故。久痢难愈者，要害在湿，关键在脾。本案实属脾虚
为本、湿滞夹热为标之久痢。方中党参甘温入脾，补中益
气；辅炮姜辛热，入血分，温中阳；佐以甘苦性温之白术燥
湿健脾，三药一补一温一燥，更佐少量黄连清热燥湿；伍少
量五味子酸而收敛；再配炙甘草补中扶正，调和诸药，共奏
温运脾阳兼清郁热之效。

（3）脾肾两虚久痢（慢性溃疡性结肠炎）

张某，男，40 岁，工人。1976 年 10 月 7 日初诊，病志
号 290。

病史与主症：患者平素即食欲不振，腹胀便软。于 1970
年秋始患腹痛、腹泻，大便日 3～5 行，夹有黏液血便，轻
微里急后重。每因过劳、受凉或饮食不当而病情加重。近年
来每晨起即肠鸣、腹痛、溏便 1～2 次，间或午饭后再次溏
便，每夹黏液或血便，经常畏寒怕冷，少腹痛而喜暖。舌质
淡，胖嫩有齿痕，苔白滑，舌下络脉淡红细短，脉象沉细，
经乙状结肠镜和 X 线钡剂灌肠检查确诊为溃疡性结肠炎。用
中西药治疗效均不佳。

辨证：脾胃素虚，中阳不振，寒湿内蕴，郁久化热，寒
热夹杂，迁延日久，脾病及肾，脾肾俱虚。故见五更泄泻、
黏液血便、畏寒怕冷等脾肾两虚、寒热夹杂之症

治则：温补脾肾，佐以化湿，消瘀导滞（温中益脾汤
加减）。

处方：党参 3 钱、白术 3 钱、炮姜 2 钱、炙甘草 2 钱、

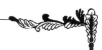

炮附子 1 钱 5 分、五味子 1 钱 5 分、肉豆蔻 1 钱 5 分、酒大黄炭 4 分、吴茱萸 1 钱，水煎服。另用田三七粉 6 分，分 2 次冲服。药后症状减轻，守原方略为增减，服药 40 余剂，诸症而愈。为巩固疗效，继以参苓白术散加酒大黄炭、田三七，共为细末，炼蜜为丸，2 钱重，早、晚各服 1 丸。服丸剂 3 个月，再经乙状结肠镜检查，溃疡面愈合，欣告痊愈。半年后随访，未再复发。

按语：理中汤具有健脾益气、理中散寒的作用。方中党参补气健中，白术燥湿健中，炮姜温中散寒，炙甘草和中缓急，再加五味子敛肺益肾，酒大黄炭导滞清热，二药合用，一敛一散，补中有泻，散中有补。诸药相合能温运脾湿、调和寒热，对脾虚湿盛、寒热夹杂型之肠澼久痢有消除症状、根治病源的效果。《伤寒论》的理中汤治疗脾虚阳微，寒湿吐泻诸症与本型所述脾虚湿盛久痢证，其病机证型基本相似。古方治今病，在现代临床实践中确有研究价值。

4. 浅谈胃缓（胃下垂）证治

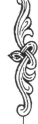

胃缓一词，首见于《灵枢·本脏》，书中曰："脾应肉，肉䐃坚大者胃厚，肉䐃麽者胃薄，……肉䐃不称身者胃下，胃下者，下管约不利，肉䐃不坚者胃缓。"说明胃缓一病，由于脾虚中气不足，胃之肌肉薄弱而下垂，故名胃缓。其所述之病理机制，与现代医学的胃下垂颇为相似。本病自《内经》以后，历代医家均未将此病列为专篇讨论。汉代张仲景在《金匮要略》痰饮篇里有"其人素盛今瘦，水走肠间，沥沥有声，谓之痰饮"的论述，其证候描述类似本病。故今之治胃下垂症者，多从脾胃中阳入手，以温健脾运、升举中气为法。

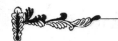

（1）病由气陷，缓而垂下

胃缓之成，由于肉不坚，胃薄而病，验之临床，多见禀赋瘦弱，胸廓脘腹狭长之体；究其病因，多由禀赋不足，后天失调；或由长期饮食不节，劳倦过度，伤其中气，脾虚气陷，升降失调所致。此即《内经》所谓"清气在下则生飧泻，浊气在上则病胀"之证。故病者多见脘腹痞满而坠痛，嗳气不舒，肠鸣漉漉有声，纳呆食少，大便不调，倦怠消瘦，得卧则舒适，站立行走而增剧，此为胃缓症之特征，盖由中气下陷之故也。

（2）治疗大法，升陷益胃

胃缓（胃下垂症）由于中气下陷、脾胃失和所病，当今医家多以升举中气为治疗大法，常用补中益气汤治之。余自拟升陷益胃汤。药用：黄芪15~30克、党参15~30克、升麻10~15克、葛根10~15克、白术10~15克、生山药15~20克、枳实15~30克、甘草6~10克，水煎服，随症加减，常服多有疗效。本方宗景岳之举元煎加生山药健脾益肺以助中气，葛根生津益胃以助升举之力，配枳实者于大队益气升举药中，调升降出入之气机，寓降于升。近代有些学者认为枳实有调理平滑肌之功能，治子宫脱垂有效，可借用验证之；况且胃下垂多见脘腹痞满、大便燥结症，用之可有消痞通便之效，枳实与白术合用名枳术丸，升降同调，消补兼施，是治痞满的有效方剂；枳实用量虽大无妨，少则无效，一般用15~30克，有参、芪、术、草之补益，可放心大胆用之。若饮盛呕恶者，加姜半夏、生姜；兼痰热、纳呆、口苦、苔腻者，加姜半夏、黄连；兼胃阴虚烦渴、舌红少津者，加石斛、麦冬。

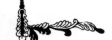

（3）举之不效，必夹痰瘀

治疗胃缓症（胃下垂）用升举中气之剂治之是常法，然有效有不效者，当于辨证上下功夫。盖中气不足者，常生痰饮之患，所谓痼疾多痰，此之谓也；另方面久病多瘀，气虚而血滞亦属常见之证。临床上治胃缓症（胃下垂）应用升举中气剂超过两旬而不效者，应细察舌、脉，必有所见，如舌苔滑腻、舌质淡胖有齿痕而润，是为痰湿之候，升陷益胃汤加桂枝、茯苓，即合苓桂术甘汤化裁之方，临床用之多有效。若见舌质暗赤有紫气，或舌下络脉淡紫粗长，脉弦或涩者，此为有瘀之候，宜服当归芍药散得小效，继服升陷益胃汤以巩固之，或二方化裁应用亦可，可依据虚与瘀之主次缓急而定。收效后仍应治本，用健脾益气之参苓白术散、人参健脾丸等巩固疗效。

病案举例：气虚血滞胃缓（胃下垂）证

邵某，女，35 岁。1987 年 12 月 12 日初诊，病志号 1278。

病史与主症：禀赋瘦弱，青年时期曾患肺结核，已治愈。近 5 年来，劳倦太过，经常饭后脘腹坠胀而痛，卧则少舒，站立行走时坠痛明显，并伴有肠鸣矢气，大便不调，或秘或溏。畏其坠痛，不敢尽意饱餐，体质日渐消瘦，身高 1.62 米，体重 52 千克。前医曾用大剂补中益气汤加味而不效。上消化道 X 线钡透摄片：胃小弯下角切迹下垂于髂骨联线下 6 厘米，提示重度胃下垂。患者面色苍白不华，眼周色暗，舌质淡暗有紫气，舌下络脉淡紫细长，脉象沉涩。

辨证：素体瘦弱，多为脾虚，患痨之后元气必亏，更由劳倦伤其中气，胃肌薄弱而致胃缓而下，脘腹坠痛，卧则舒，立则重，肠鸣矢气，日渐瘦弱，虽用益气升陷之法而不

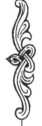

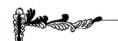

效者，盖由久病多瘀、气虚夹瘀之故，舌有紫气、脉涩为证，遂用以上方药水煎服。日2次，治疗约3个月，一切良好，体重增加3千克。复查上消化道X线钡透摄片，胃小弯下角切迹在髂骨联线下2厘米，提示轻度胃下垂，遂停药，嘱其饮食调养，随访1年，一切良好。

按语：胃缓一病，由于脾虚中气不足，胃之肌肉薄弱而下垂，故名胃缓。其所述之病理机制，与现代医学的胃下垂症颇相似。病由气陷，缓而垂下，故症见脘腹痞满而坠痛，治以益气升陷，但有效有不效者？盖由久病多瘀多痰，虚中夹实故也。在治法上应加变通。本案属气虚血滞之胃缓症，故用升陷益胃汤健脾和胃、益气升陷，加当归、川芎养血化瘀以助胃缓之升举，故获良好效果。

十、治疗肝病（病毒性肝炎、肝硬变）八法

中医的肝病范围较广，本节所述肝病系指现代医学明确诊断的肝病的一部分，包括病毒性肝炎之甲型、乙型、非甲非乙型以及肝硬化等疾病。中医从肝病所致之"黄疸""胁痛""肝郁""痞满""癥积""鼓胀"等病立法进行辨证施治。其现代医学的理化检察及化验指标，文中不再罗列。

1.清热利湿、芳化解毒法

方药：清热化湿汤。茵陈30～50克、炒栀子6～10克、蒲公英15～30克、藿香10～15克、板蓝根15～30克、泽兰15～20克、车前子15克，水煎服。

主治：湿热发黄证。适用于急性黄疸型肝炎、慢性肝炎活动期有黄疸者。症见：纳呆、厌油腻、恶心、倦怠乏力、小便黄赤、大便干燥，目白及皮肤发黄，色鲜艳，舌苔黄

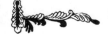

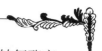

腻，脉象弦滑。肝功有损害：黄疸指数高、谷丙转氨酶高、甲肝血清抗－HAVIgM 阳性。

方解与加减：本方系由茵陈蒿汤化裁而成。方中茵陈蒿、炒栀子、车前子清热利湿退黄；蒲公英、板蓝根清热解毒，藿香芳香化浊和中；泽兰活血化瘀利湿，诸药合奏清热利湿、芳化解毒之功。热重便燥、腹满者加大黄；湿重头眩、呕恶者加姜半夏、茯苓；烦热不寐者加龙胆草；发热身痛者加银花、连翘、大青叶；鼻齿衄血者加小蓟、生地、丹皮、白茅根；黄退后，谷丙转氨酶高持续不降者，偏热则原方减量加白花蛇舌草、虎杖；偏虚则合服五味子粉，每付 0.5 克，日 3 付，白开水送服。

2. 疏肝理气、清化湿热法

方药：疏肝化湿汤。柴胡 10~15 克、赤白芍各 10~15 克、枳壳 10~15 克、茵陈蒿 10~15 克、茯苓 10~15 克、厚朴 6~10 克、藿香 10~15 克、清半夏 6~10 克、白蔻仁 3~6 克，水煎服。

主治：湿郁气滞胁痛证。适用于急性无黄疸型肝炎，慢性肝炎活动期。症见头昏乏力、纳呆、厌油腻、恶心、胁痛、脘腹胀满、大便粘滞不爽、舌苔白滑、脉象濡缓。肝功有损害，乙肝表面抗原阳性。

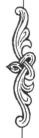

方解与加减：本方系由四逆散合藿朴夏苓汤化裁组成。方中柴胡、赤白芍、枳壳疏肝理气以祛瘀；藿香、白蔻仁、茵陈蒿清化湿热而退黄；半夏化湿，茯苓渗湿，厚朴燥湿。诸药合奏疏肝理气、清化湿热之功。口苦、胁痛加郁金、黄芩；肠鸣、泄泻加白术、防己；腹胀、矢气不畅加腹皮、陈皮。乙肝表面抗原不转阴者，加虎杖、白花蛇舌草，偏虚者酌加补益药、活血药。

3. 清热解毒、化浊开闭法

方药：清热解毒汤。茵陈蒿30~50克、炒栀子6~10克、蒲公英15~30克、郁金10~15克、菖蒲6~10克、酒制大黄10~15克、白茅根30~50克、白花蛇舌草20~30克，车前草15~20克，水煎服。

主治：湿热蕴毒发黄证。适用于暴发型黄疸型重症肝炎、亚急性肝坏死。症见：目白周围肌肤深黄、神昏躁动、身热不扬、腹满口臭、泛恶欲吐、衄血发斑、小便短赤、舌质绛苔厚腻、脉弦大滑数。肝功有损害：黄疸指数高，尿胆原阳性，谷丙转氨酶增高。

方解与加减：本方系茵陈蒿汤合菖蒲郁金汤化裁组成。方中茵陈蒿、蒲公英、炒栀子、白花蛇舌草清热解毒退黄；菖蒲、郁金避秽化浊开闭；酒大黄、白茅根、车前草凉血，导湿热下行。诸药合奏清热解毒、化浊开闭之功。口干舌绛、脉弦数者加沙参、生地、女贞子；神志昏迷、身热不退加羚羊角粉、合服安宫牛黄丸；肝功损害未复，合服复肝散（方见下节）；谷丙转胺酶持续不降者，治法同前。

4. 凉营活血、解毒清热法

方药：清营解毒汤。犀角（水牛角代）5~10克（先煎）、生地20~30克、丹皮10~15克、茵陈蒿30~50克、赤白芍各10~15克、酒制大黄10~15克、桃仁15克、红花10克、金钱草20~30克，水煎服。

主治：瘀热发黄证。适用于胆汁淤积型肝炎、急性肝坏死。症见：目白、肌肤色黄而暗，急剧加重，迁延不愈，皮肤瘙痒，右胁热痛，恶心欲吐，鼻齿衄血，皮下有出血点，小便短赤、大便秘结，甚则烦热昏迷，舌质红绛，苔黄而腻，舌下络脉紫红怒张粗长，脉象弦滑而数。肝功能有损害，谷丙转氨酶增高。

方解与加减：本方系由犀角地黄汤加味组成。方中犀、地、芍、丹清营凉血解毒；赤芍、桃仁、红花活血化瘀通络；茵陈蒿清利湿热退黄；酒大黄导湿热下行；金钱草利水泄浊。诸药合奏凉营活血、清热解毒之功。腑实热盛，大便秘结加芒硝；身热不退加生石膏、白花蛇舌草、车前草；烦热昏迷合服安宫牛黄丸；呕恶加清半夏、竹茹；黄退后，肝功损害未复，合服复肝散（方见下节）；谷丙转氨酶持续增高者治法同前。

5. 疏肝和脾、调理气血法

方药：疏肝和脾汤。柴胡 7.5~15 克、赤白芍各 10~15 克、白术 15~20 克、枳实 10~15 克、党参 15~20 克、当归 10~15 克、丹参 15~25 克、板蓝根 15~25 克、郁金 10~15 克、香附 10~15 克，水煎服。

主治：肝郁、胁痛、痞满证。适用于慢性乙肝活动期、乙肝带病毒者、慢性迁延性肝炎。症见：右胁隐痛，或胀痛，或刺痛，脘腹痞满，噫气矢气不畅，纳呆食少，大便不调，头昏，倦怠，手足心热，肝脾肿大，舌苔白腻，舌下络脉淡紫粗长，脉弦大或濡细。肝功有损害，谷丙转氨酶高，乙肝血清 HBsAg、HBcAg、DNAP、HBL—DAN 一项或多项阳性。

方解与加减：本方系由四逆散合枳术丸化裁组成。方中柴胡、白芍、香附疏肝理气解郁，枳实、白术消补兼施，导

滞消胀；党参、当归补益气血；丹参、郁金、赤芍活血化瘀止痛；佐以板蓝根清热解毒，以除未尽之邪。大便溏薄加炒山药、扁豆；长期低热加丹皮、地骨皮；舌红少津、口干加乌梅、麦冬；肝脾肿大难消合服复肝散（鳖甲、紫丹参、人参、全当归、汉三七、紫河车各等份研细末），每付5克，早晚分服，下同。乙肝病毒抗原持续未转阴、偏虚者酌加参、芪补气药或旱莲草、女贞子养阴药；有瘀者加桃仁、红花；邪盛者加白花蛇舌草、虎杖等；谷丙转氨酶持续高者，治法同前。

6.益气养血、育阴软坚法

方药：补益软肝煎。人参10~15克、黄芪20~30克、当归10~15克、丹参20~30克、郁金10~15克、白芍10~15克、菟丝子15~20克、枸杞子10~15克、制鳖甲20~30克、炮山甲6~10克、土虫10~15克，水煎服。

主治：肝郁、癥积证。适用于慢性肝炎、肝硬化、脾功能亢进。症见：头昏，目干涩，倦怠无力，两胁胀痛，食少腹胀，手足心热，鼻齿衄血，肝掌，蜘蛛痣，舌质淡紫，边有瘀点，舌下络脉淡紫粗长或怒张，脉弦劲或沉细。肝脾肿大或仅脾大，肝功有损害，血浆白蛋白、球蛋白之比倒置，脾功能亢进，红、白细胞、血小板皆偏低。

方解与加减：方中参、芪、当归补益气血，菟丝子、枸杞子滋补肝肾、养阴益阳；白芍、郁金平肝柔肝以解郁；鳖甲、山甲祛瘀软坚，消肝脾肿大；丹参、土虫活血化瘀以增强软坚破积之力。诸药合奏补益气血、育阴软坚之功。肝功损害，血浆白蛋白、球蛋白之比倒置难复者，合服复肝散（方见前）。

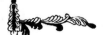

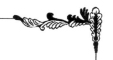

7. 疏泄三焦、运脾行水法

方药：通用消水汤。桑白皮 10~15 克、陈皮 10~15 克、腹皮 15~20 克、桂枝 10~15 克、白术 15~20 克、泽泻 10~15 克、猪苓 10~15 克、茯苓 15~20 克、莱菔子 10~15 克、香附 15~20 克、泽兰 20~30 克、车前子 15~20 克、炒苏子 10~15 克、葶苈子 10~15 克，水煎服。

主治：水盛鼓胀。适用于肝硬化腹水。症见：纳呆食少，脘腹胀满，腹大如鼓，或四肢消瘦，青筋暴露，小便短赤，大便不畅，蜘蛛痣，肝掌，脾脏肿大而坚硬，面色晦暗不华，舌淡有紫色瘀点，舌下络脉淡紫怒张，脉见弦或濡滑。肝功有损害，血浆白蛋白、球蛋白之比倒置，贫血。

方解与加减：本方由五苓散、五皮饮化裁组成，通治各种水肿、鼓胀病之初期，有很好效果。方中桑皮、陈皮、葶苈子、炒苏子清泻上焦，肃肺宣降以行水；桂枝、白术、茯苓、腹皮、莱菔子疏泄中焦，理气助运，温化脾湿以行水；猪苓、茯苓、泽泻、车前子渗泻下焦，通利水道，分利大小便以消水；伍以香附疏肝理气，气行水利以助水湿之排泄；配泽兰叶活血化瘀，功兼利水，二药合用，行气活血，以利水湿，乃消鼓胀、水肿的重要辅助药。诸药合奏疏泄三焦、行水消胀之功。药后水邪去其大半，宜服益气健脾方（枳实、白术、黄芪、人参、白芍、鸡内金、肉桂等），以巩固疗效，或二方交替服用。如水势太急，胀满难忍，腹大如鼓，按之坚硬，二便不利，服上方无效者，可用鼓癥丸（煨甘遂、槟榔、二丑各等份，研细末，醋糊为丸，每付 6~10克）空腹服，日 1 剂；重者可连服 2~3 日。药后可有头眩、恶心、腹痛之反应，泻后自解，水去大半宜服益气健脾方药

巩固疗效。有出血史者禁服鼓癥丸，身体虚羸者慎服。有黄疸者，通用消化汤加茵陈蒿、金钱草；伴低热者加地骨皮、丹皮；鼻齿衄血者加侧柏叶、艾叶；肝功损害，血浆白蛋白、球蛋白之比倒置者，待水消后续服复肝散等。

8. 滋阴清热、益肾渗湿法

方药：养阴消水汤。生地15～25克、炒山药15～20克，枸杞子10～15克、泽泻10～15克、茯苓15～20克、丹皮10～15克、丹参15～30克、水红花子30～50克、车前子20～30克、知母10～15克、败龟板15～25克、制鳖甲20～30克、腹皮15～20克，水煎服。

主治：阴虚鼓胀。适用于肝硬化腹水。症见：腹大如鼓、按之柔软，脾大按之硬，青筋暴露，四肢消瘦，食少胀满，鼻衄齿衄，手足心热，口干不多饮，小便短赤，大便或秘或溏不畅，面色潮红，舌偏红绛，无苔少津，或有黄腻苔，舌下络脉淡红细短或暗红细长，脉弦细或沉细数。肝功有损害，谷丙转氨酶持续升高，血浆白蛋白、球蛋白之比倒置。

方解与加减：方中生地、枸杞子、丹皮、知母养阴清热柔肝；丹参、龟板、鳖甲育阴软坚消积；茯苓、泽泻、腹皮、车前子淡渗利水消胀；水红花子化瘀而行水；山药健脾而运水，诸药合奏养阴清热、益肾行水之功。气虚加黄芪、党参；湿重加生苡仁、翠衣；水势难消者合服蝼蛄7只（研末），白开水送服；有黄疸者加茵陈、金钱草；大便溏泻者，养阴清热药减量，加扁豆、白术；低热者加地骨皮、银柴胡；腹胀甚者加香附、枳壳；鼻衄齿衄者加侧柏叶、白茅根、三七；肝功损害，血浆白蛋白、球蛋白之比倒置，谷丙

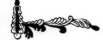

转氨酶升高，或乙肝表面抗原阳性持续不转阴者均按前法治之。注意阴虚有热之鼓胀舌质绛红者，宜早用滋阴清热药，以防大出血或肝昏迷。

病案举例：

（1）湿热发黄（急性黄疸型肝炎）证

王某，男，28岁。1958年7月15日初诊，病志号791。

病史与主症：患者既往健康，3周前有肝炎接触史。1周前开始倦怠无力，纳呆，厌油腻，未介意，3天前发现目黄身黄来门诊就医而住院。查体：巩膜黄染明显，皮肤色黄如橘色，肝大，右胁下1.5厘米，剑突下约3厘米，中等度硬，有叩击痛，脾不大。化验检查：总胆红质5.5毫克%，黄疸指数50单位，麝浊8单位，麝絮++。诊断：急性病毒性黄疸型肝炎。现症：身目色黄，倦怠乏力，口苦口粘，恶心纳呆，小便深黄质稠如豆油样，大便秘，舌苔黄腻，脉象弦滑。

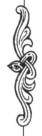

辨证：平素健壮，突发身黄如橘子色，纳呆恶心，尿赤便秘，苔黄腻，脉弦滑。病由疫毒外袭阳明，湿热熏蒸，胆汁外溢而发黄，证属阳黄，湿热俱盛之证。

治则：清热利湿，芳化解毒。

处方：清热化湿汤加减（原名茵陈栀子汤）：茵陈蒿1两、炒栀子2钱、藿香2钱、板蓝根6钱、蒲公英4钱、泽兰叶3钱、车前子3钱，水煎服，日1剂。

7月22日复诊，进药6剂，纳开能食，恶心止，小便色淡黄，大便日2次，黄染如故。又进6剂，黄色渐退，体轻神爽。原方去大黄，继进6剂，黄染尽退，诸症消失。肝大缩回，扪不及，脉沉缓，舌红苔白薄。复查肝功及胆红质

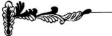

均转正常。住院 40 日而出院。随访 1 年，一切良好。

按语：清热化湿汤，方由《伤寒论》茵陈蒿汤化裁组成，方中茵陈蒿、蒲公英、板蓝根清热解毒退黄；炒栀子、车前子清热利湿，使湿热之邪外出；藿香芳香化浊和中；泽兰叶活血化瘀利湿。诸药合奏清热利湿、芳化解毒之功。热重者加大黄，湿重者加半夏、茯苓，一般疗效很好。20 世纪 50 年代，余在大连市立一院工作期间，成立肝炎病房，接收了大量急性黄疸型肝炎病人，中西医合作，以中医中药治疗为主，西医配合观察，一般退黄时间 7～14 天，疗效甚好。

（2）寒湿发黄（肝硬变，占位性病变待除外）证

刘某，男，48 岁。1986 年 4 月 12 日初诊，病志号 480。

病史与主症：患者发黄半年多，多方治疗无效。曾去北京某医院 CT 检查，排除胆、胰病变，印诊肝硬化，占位病变待除外。返连后来院就诊。望其面色黧黑无泽，巩膜黄染明显，皮肤色黄呈青铜色，皮肤瘙痒，精神萎靡不振，纳呆食少，脘腹胀满，背寒怕冷，倦怠无力，小溲淡黄如浓茶样，大便溏薄色黄，舌淡苔白腻滑润，舌下络脉淡紫细短紧束，脉沉缓。肝大，右肋下 0.5 厘米，剑突下 3 厘米，质较硬有块，表面不光滑，触痛不明显，脾扪不及。化验：黄疸指数 40 单位，麝浊 12 单位，麝絮（+++），谷丙转氨酶 360 单位，胎甲球定性试验阳性，血浆总蛋白 5.6 克（A2.7/G2.9）。西医诊为肝硬化，占位性病变待除外。

辨证：发黄半年多，面色黧黑不华，皮肤色黄而青，是阴黄证。然阴黄亦由因湿热为病者，本案发黄半年不退，背寒怕冷，苔白滑腻，舌下络脉淡紫，脉沉而缓，证系阴黄寒

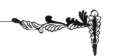

湿夹瘀之征，属寒湿所致之阴黄证。

治则：温化寒湿，化瘀除黄。

处方：炮附子 20 克、苍白术各 15 克、泽兰叶 30 克、茵陈蒿 30 克、茯苓 20 克、金钱草 30 克，水煎服，日 1 剂。

4 月 19 日复诊，进药 6 剂，纳增胀减，但发黄无变化，此病重药轻，难以速效，守方治疗 20 余日，身黄由青暗转浅，巩膜黄染渐退，小溲浅黄，大便成形，精神、饮食均如正常。原方减量继服 20 余日，黄疸尽退，诸症消失，舌淡苔白薄，脉弱而滑。复查肝功、转氨酶、胎甲球均正常，肝大回缩至剑突下 2 厘米，质略硬无压痛，表面不光滑。至此近 8 个月多之发黄已痊愈。随访 4 年，多次复查肝功，一切正常。

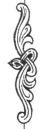

按语：发黄证应首辨证之阴阳，邪之寒热。辨证要点在了解病程长短，色之明暗，苔之厚薄、燥润，脉之太过不及。本案之脉、舌、证及病程显系阴黄证勿疑。然阴黄证亦由因湿热而病者，须查其真伪，关键了解病之久暂，苔之燥与润，不难辨别。本案发黄半年多，久病多虚多瘀，多夹瘀湿为患，查其舌、脉，证确属阳虚寒湿夹瘀之证。据此，遵仲师治阴黄"于寒湿中求之"的法则，拟茵陈术附汤加泽兰叶、茯苓、金钱草，温化寒湿，祛瘀退黄，药证相符，故收到满意效果。此治阴黄又一例证也。

（3）湿郁胁痛（慢性乙肝活动期）证

曲某，女，32 岁。1983 年 2 月 26 日初诊，病志号 305。

病史与主症：患乙型肝炎半年多，经治无效。经常右胁闷痛，脘腹胀满，不欲饮食，口苦口粘，头昏胀痛，手足心热，小便色黄，大便不调。肝大，右胁下 2.5 厘米，舌质暗赤，苔黄腻，脉弦滑。乙肝表面抗原阳性，肝功检查：麝浊

10 单位，麝絮（＋＋），谷丙转氨酶 200 单位。西医诊断：慢性乙型肝炎活动期。

辨证：胁痛，腹胀，见黄腻苔，脉滑者多为湿热蕴滞、肝郁气结所致。伴见口苦口粘，纳呆身重，尿黄，大便不调等皆湿热为患。本案证系"湿郁胁痛"无疑。

治则：疏肝和脾，理气祛湿。

处方：疏肝和脾汤加减：柴胡 15 克、赤白芍各 10 克、白术 20 克、枳实 10 克、党参 20 克、当归 10 克、丹参 15 克、郁金 15 克、香附 15 克、鳖甲 20 克、虎杖 15 克、甘草 10 克，水煎服，日 1 剂。

3 月 4 日复诊，进药 6 剂，胁痛痞满略缓，口苦口粘已止。已见初效，原方加减，治疗 2 月余，诸症消失，肝大回缩胁下 0.5 厘米，舌淡红无苔，脉弱而滑，乙肝表面抗原转阴，肝功正常。病愈后已 8 年，一切良好。

按语：本案胁痛、腹胀由湿郁气滞，肝气不舒，横逆犯脾导致肝脾不和所致，故伴见苔腻、脉滑、纳呆、尿黄等症。治用疏肝和脾汤加减，方由《伤寒论》四逆散、《金匮》枳术丸化裁组成。方中柴胡、白芍、香附疏肝理气解郁；枳实、白术消补兼施，导滞和脾；党参、当归补益气血扶正；丹参、郁金、赤芍活血化瘀止痛，配鳖甲软肝消肿；伍虎杖、甘草清热解毒以除未尽之邪。肝脾和调，气机升降复常，不祛湿而湿邪自化，药证相符，切合病机，故收到满意效果。

（4）急黄神昏（亚急性肝坏死）证

张某，男，30 岁。1958 年 8 月 17 日初诊，病志号 817。

病史与主症：既往健康，1 个月前有肝炎病人接触史。1 周前突然发病，身热，纳差，恶心呕吐。继则身目发黄，

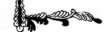

急剧加深，胁痛拒按，神识渐昏蒙不清，烦躁不安而急诊住院。察看病人，神志恍惚，答非所问，巩膜黄染明显，皮肤色深黄。胸背部皮下有散在出血点，肝浊音界缩小，脾未触及，腹部无移动性浊音，膝腱反射亢进，巴彬氏征阳性，体温 38.5℃，舌质绛红少津，脉弦细数。化验检查：总胆红质 15.8 毫克％，出凝血时间 56 秒，血氨 115 微克，麝浊 12 单位，麝絮（++）。西医诊断：急性黄疸型肝炎，亚急性肝坏死（住院后肝穿证实）。

辨证：病由疫毒入营，湿热内蕴，湿从火化，热毒攻心。湿热蕴蒸而发黄；热动营血而肌衄；热入心包则神昏躁烦。病势重而急，证属急黄神昏。

治则：清热解毒，凉营开窍。

处方：清营解毒汤合服安宫牛黄丸。先鼻饲安宫牛黄丸 1 丸，日 2 次。继进汤剂，犀角 3 克（先煎）、生地 6 钱、丹皮 3 钱、赤白芍各 3 钱、茵陈蒿 1 两、酒大黄 3 钱、桃仁 3 钱、菖蒲 2 钱、郁金 2 钱、白茅根 1 两，水煎服，日进 2 剂，昼夜服药。

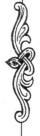

8 月 19 日复诊，进药后翌日开始神识清楚，已不烦躁，但反应迟钝。已见初效，继用前法。3 日后完全清醒，身目黄染减轻。能进饮食，体温 36.8℃，脉弦不数，黄腻苔尽退，舌质偏红少津。此湿浊之邪已减，窍开神清，热势仍盛，停安宫牛黄丸，继服汤剂，原方去菖蒲、郁金，以清营凉血解毒为法。治疗约 2 周，黄疸尽退，诸症消失，黄疸指数已转正常，舌质淡红而润，无苔，脉象弱滑。唯肝功尚未恢复。遂停汤剂，服复肝散（方见上治疗肝病八法节中），早午晚各 1 付，住院约 3 个月，肝功恢复正常而出院。出院后定期来院检查，一切良好。休息 3 个月恢复工作，随访 3

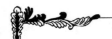

年，一切正常。后来于 1975 年相遇，据云出院后一直上班迄今，一切良好，多次检查肝功均正常，甚为感激云云。

按语：本案急黄神昏证，病情重而急，按温病热入营血、心包辨治，获良好疗效。方中犀、地、芍、丹，即犀角地黄汤，清营凉血解毒；赤芍、桃仁活血化瘀通络，以防热盛留瘀；茵陈蒿，清利湿热退黄；菖蒲、郁金避秽解毒开窍；白茅根凉血止血而利湿；酒制大黄导湿热下行，使邪有去路。合服安宫牛黄丸清热解毒以避秽，开窍醒神而救闭。诸药合奏清热解毒、凉营止血、开窍醒神之功。后用复肝散补益肝肾、活血化瘀而获痊愈。

（5）气滞湿郁鼓胀（肝硬化腹水）

张某，男，48 岁。1980 年 8 月 15 日初诊，病志号 890。

病史与主症：患肝病史 4 年。近因郁怒而腹胀，渐则纳呆食少，小溲短黄，大便不畅。腹大如鼓，按之坚硬，腹围 85 厘米，下肢浮肿，按之有痕不起，遂来住院治疗。视病人面色晦暗不华，腹大体瘦，形态无神，舌质淡紫，苔滑腻，舌下络脉淡紫粗长，脉弦滑。肝扪不及，脾大左胁下 2 厘米，质硬，腹大有水，青筋暴露，下肢浮肿。化验检查：麝浊 14 单位，麝絮（+++），黄疸指数 5 单位，血浆总蛋白 4.6 克（A2.0/G2.6）。西医诊为肝硬化腹水。

辨证：旧有肝病，疏泄失职。近因郁怒，气滞肝郁，肝气横逆，脾失健运，水湿内生，湿由气滞而聚，气滞湿郁遂成鼓胀之证。

治则：疏肝理气，运脾行水。

处方：通用消水汤：桑白皮 3 钱、陈皮 3 钱、腹皮 4 钱、桂枝 2 钱、白术 6 钱、泽泻 3 钱、猪苓 3 钱、茯苓 4 钱、莱

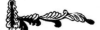

菔子3钱、香附3钱、泽兰叶4钱、车前子4钱、炒苏子3钱、葶苈子3钱，水煎服，日1剂。

8月22日复诊，服药6剂，小便通利量多，日排出量1500～2000毫升，腹水大减，腹围72厘米，精神振作，纳增便调，舌淡红，脉弦细。此水湿骤消，需用益气健脾扶正的治本之法。黄芪6钱、人参3钱、白术4钱、枳实3钱、炒白芍3钱、鸡内金3钱、肉桂1钱2分，水煎服。治疗1个月余，诸症消失，饮食日增，二便自调，舌淡红苔白薄，舌下络脉淡红细短，脉弱而滑，脾大回缩左胁下1厘米。肝功能尚未全复，嘱服复肝散早晚各1剂。治疗2个月余，肝功恢复正常，一切良好，遂出院回家调养。1个月后恢复工作，随访1年，一切良好。

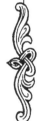

按语：通用消水汤由五苓、五皮化裁组成，是通治一切水肿、鼓胀的有效方，对首次鼓胀尤效。方中桑皮、陈皮、葶苈子、炒苏子，清泻上焦，肃肺宣降以行水；桂枝、白术、茯苓、腹皮、莱菔子，疏泄中焦，理气助运，温化脾湿以行水；猪苓、茯苓、泽泻、车前子渗泄下焦，通利水道，分利二便以消水；配泽兰叶活血化瘀，佐香附疏肝理气，气行水利以助水湿之排泄，二药合用理气活血，以行水湿。诸药合奏疏泄三焦、行水消胀之功。对病之初起水肿、鼓胀有很好疗效，但仅是治标之法，待水去大半（包括攻水之后）必须辅以益气健脾之法，才能巩固疗效。肝功有损害者，尚需配合复肝散以复肝功，皆为治本之法也。

（6）阴虚湿热鼓胀（肝硬化腹水）证

张某，男，50岁。1978年5月17日初诊，病志号517。

病史与主症：患慢性肝炎病史10余年。近因腹大、发

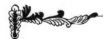

热、身黄而住院，查病人面色晦暗，目黄，身黄而痒，项背部有血缕多处，时有鼻衄，口干，腹胀。腹大如鼓，按之柔软，腹围83厘米，青筋暴露，四肢消瘦，手足心热，口干不欲饮，小溲短黄，大便秘结，午后潮热（体温37.8℃）。舌质红绛，苔微黄，舌下络脉淡紫粗长，脉弦细而数。肝功检查：黄疸指数20单位，麝浊12单位，麝絮（++++），谷丙转氨酶150单位。脾大左胁下3厘米，西医诊为肝硬化腹水。

辨证：病者舌质红绛，口干不多饮，手足心热，午后潮热乃阴虚内热之象。身目色黄，小溲短赤，腹大如鼓，苔黄脉数为湿热蕴结之证。鼻齿衄血、身有血缕乃久病入络、瘀血之候。综观诸症，乃阴虚湿热夹瘀之鼓胀证。

治则：养阴清热，滋肾行水，佐以化瘀。

处方：养阴消水汤加减：生地5钱、炒山药3钱、枸杞子2钱、泽泻3钱、茯苓3钱、丹皮2钱、鳖甲5钱、龟板5钱、丹参4钱、水红花子1两、腹皮4钱、车前子4钱、翠衣6钱、茵陈蒿6钱、银柴胡3钱、地骨皮3钱，水煎服，日1剂。

5月30日复诊，进药12剂，精神好转，能进主食日3～5两，小便略畅，身黄稍浅，潮热未作，体温36.5℃，腹大如故。原方合服蝼蛄7只，研末白水送服，日2付。服药6剂，尿量大增，日排出量1200～1600毫升，腹大渐消，腹围78厘米，衄血未作，原方增减继服30余剂，鼓胀全消，腹围72厘米，二便能畅，黄染完全消退，舌质淡红而润，舌下络脉淡紫细短，脉来弱滑，黄疸指数6单位。唯肝功未复，遂停汤剂，服复肝散（方见上治疗肝病八法节），早、午、晚各1剂。治疗2月余，肝功、转氨酶均转正常。脾大

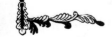

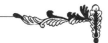

缩回至胁下 1 厘米。临床症状消失，遂出院回家调养，嘱继服复肝散，日 2 剂，3 个月。定期来院复查，肝功正常，体质逐渐康复，随访 12 年，一切良好。

按语：昔有"风、痨、鼓、膈"四大难治证之说。鼓胀证确是难医之疾，而阴虚湿热夹瘀之鼓胀，更是难中之难！盖阴虚为病之本，需滋阴之补，滋阴必碍湿热之清利，血瘀需化瘀行血，活血而伤阴，利湿亦耗阴，标本之治难以两全，故为治鼓胀中的难中之难。明·赵献可虽在《医贯》中提出阴虚鼓胀用麦味地黄汤之法，然病夹湿夹瘀并非适应症。本案用养阴消水汤，方中生地、枸杞子、丹皮、知母，养阴清热柔肝以治本；丹参、鳖甲、龟板育阴软坚，祛瘀消积以治标，含有治本之意；配茯苓、泽泻、腹皮、车前子、翠衣等，皆淡渗利水消肿胀之要药；伍茵陈蒿、水红花子化瘀而行水；山药健脾而运水，皆为对症之治。诸药合奏养阴清热、滋肾行水、化瘀退黄之功，标本兼顾，不失为一张治阴虚夹湿夹瘀鼓胀的有效方药。

十一、疗胆胀（胆囊炎）以通为法

胆胀一证，首见于《灵枢·胀论》，书中曰："胆胀者，胁下胀痛，口中苦，善太息……"其所述主症与胆囊炎的临床表现颇相似。近代医家依据临床症状，将胆囊炎划归于"胁痛"、"黄疸"的范畴，但从疾病的定位、定性来看以胆胀命名似较妥切，胁痛及黄疸皆在其中。

本病之成因多由饮食不节，嗜食酒辣肥甘、情志忧思郁怒而致肝胆疏泄失常、脾胃运化不健，导致气滞、湿郁、热蕴的病理状态。由于湿热久蕴不清，胆胃不和，可致反复迁延不已，易成慢性胆囊炎，有时或见急性发作。另外，气滞

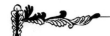

湿郁日久，胆汁排泄不畅，湿热之邪易凝结成石，因此本病常伴有胆石症。胆为六腑之一，以通降下行为顺，病则肝胆疏泄失常，气机升降失畅，气滞、湿郁、热蕴，"不通则痛"。因此在治法上应"以通为法"，但由于病因病机不同，通法各有所宜。

1. 肝胆气郁，疏之以通，理气化湿

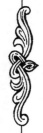

本病初起或急性发作轻证，多见肝胆气郁气滞夹湿的证候。如右胁痛，上、中脘部经常闷胀或胀痛，痛彻胁背，进食油腻加重，伴有泛恶欲吐，噫气矢气不畅，纳呆嘈杂，大便多燥，舌苔白腻或微黄，脉象弦紧或弦细，幽门穴拒按压痛，临床所见本病多为单纯性胆囊炎。治以疏肝利胆，理气化湿。方用理气胆通汤：柴胡 7.5～15 克、炒白芍 10～15 克、炒枳壳 7.5～10 克、黄芩 10～15 克、香附 10～15 克、郁金 10～15 克、川楝子 7.5～10 克、元胡 10～15 克、甘草 7.5～10 克，水煎服。本方由《伤寒论》四逆散合黄芩汤化裁组成。四逆散（柴胡、白芍、枳壳、甘草）疏肝利胆，调和气机之升降；黄芩汤（黄芩、白芍、甘草）和中利胆，清少阳之湿热；配香附、郁金，理气祛瘀；伍川楝子、元胡行气止痛，诸药合奏疏肝利胆、理气化湿之效。偏湿重，口苦口粘、脘腹闷胀、恶心呕吐加姜半夏、厚朴、生姜；偏热重，大便秘结、舌苔黄燥加大黄、龙胆草；夹瘀滞，右胁刺痛、舌淡紫、舌下络脉淡紫粗长加丹参、龙胆草；合并胆石加金钱草、虎杖，合服或单服消石散（郁金 20 克、明矾 16 克、火硝 35 克、滑石 60 克、鱼脑石 20 克、甘草 10 克，共研细末），每服 3 克，胶囊装，早、午、晚各 1 次；痛剧者合服苏合香丸 1 粒化服。

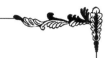

2. 湿热蕴结，泻之以通，清利湿热

胆胀迁延日久，湿郁化热，或湿热蕴结急性发作重证，右胁下或上、中脘部持续胀痛较重，痛彻胁背或右胁下，发冷热，纳呆呕恶，口渴不多饮，或发黄疸，尿黄浊，大便秘，身重倦怠，头昏目眩，多兼有胆石症，舌红苔黄，脉弦滑数，幽门穴拒按压痛，期门穴、肝胆俞穴有叩击痛。治以清肝利胆，通腑泻热。方用清热胆通汤：柴胡 10~15 克、黄芩 10~15 克、炒白芍 10~15 克、姜半夏 7.5~10 克、枳实 10~15 克、大黄 15~20 克（后入）、玄明粉 15 克（分 2 次烊服）、甘草 7.5~10 克，水煎服，重者日 2 剂，昼夜服药。本方由《伤寒论》大柴胡汤合调胃承气汤化裁组成。方中柴胡合枳实升清降浊，疏肝利胆；白芍配甘草疏肝柔肝，缓急止痛；大黄伍玄明粉，通腑泻热，导热下行；黄芩伍半夏清热化湿，和中降逆。诸药具有清利肝胆、通腑泻热之效。湿热重发黄加茵陈、龙胆草、炒栀子；发热者重用柴胡，加金银花、连翘；高热不退、烦躁不安合服片仔黄或紫雪丹；合并胆石症加金钱草、虎杖，合服消石散（方见前）。本证重者多为急性化脓性胆囊炎、总胆管结石、胆囊胰腺炎等，如见寒战、高热、黄疸伴见神志淡漠，脉沉细，血压下降者，应注意急腹症休克，需急请外科会诊，进行中西医结合抢救。

3. 寒饮内伏，温之以通，理中化饮

本证多为胆胀迁延日久不解，湿从寒化而成伏饮，经常上中脘及右胁部闷胀不适，或隐痛绵绵，背寒恶风，脘部喜暖，口干喜热饮，脘腹痞满，纳呆食少，大便不实，小

便清长，舌质淡苔白滑，脉象细弦。治以温中化饮，理气和胃，方用温中胆通汤。柴胡 3~6 克、桂枝 10~15 克、干姜 7.5~10 克、炮附子 7.5~10 克、荔核 10~15 克、元胡 10~15 克、川楝子 7.5~10 克、香附 10~15 克、黄连 3~6 克、郁金 10~15 克，水煎服。或研细末水泛为丸，滑石粉为衣，每剂 10 克，早晚各 1 剂。本方原名胆通丸，治疗慢性胆囊炎有较好疗效。方由《伤寒论》柴胡桂枝干姜汤化裁组成。方中柴胡、香附、荔核疏肝理气，使气行饮化；干姜、附子温中祛寒，扶阳化饮；郁金、元胡疏气利胆，祛瘀止痛；川楝子、黄连苦寒制热药之燥，兼清余热止痛。偏脾虚大便溏薄者加炒山药、扁豆；偏胃虚食少难化加鸡内金、炒谷麦芽；合并结石加金钱草、鸡内金，合服或单服消石散（方见前）。

病案举例：

（1）气滞胆胀（慢性胆囊炎急性发作）证

石某，女，41 岁。1978 年 1 月 13 日初诊，病志号 140。

病史与主症：既往患胃脘痛（慢性胆囊炎）史 8 年，常因生气或饮食不节而发病。2 天前因生气，脘痛又作，上攻胁背，口苦且干，噫气频频。经用抗菌素及解痉止痛剂均不效而来诊。患者痛苦面容，频频噫气，脘痛拒按，脉弦滑略数，舌质红，苔黄腻而燥。

辨证：郁怒不解，肝气郁结，郁久化热，胃失和降，故见脘胁背痛，口苦且干，噫气频频，脉弦滑略数，舌红苔黄腻燥等症。

治则：舒肝利胆，佐以清热止痛。

处方：柴胡 3 钱、白芍 3 钱、郁金 3 钱、香附 3 钱、广木香 2 钱、黄芩 3 钱、甘草 2 钱，水煎服，3 剂。

服药 1 剂，痛减。3 剂后，胀痛、噫气均除，遂停药饮

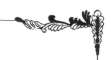

食调养数日而上班工作。

按语：肝胆气郁之脘胁痛，有偏寒偏热之异。本案虽为气滞，但证偏郁热，故用四逆散加减，枳实易木香、香附，加强理气之效，加郁金活血化瘀，增黄芩清热和中，二药合用有清热利胆之效。诸药合奏舒肝利胆、清热止痛之功而收到满意效果。

（2）湿蕴胆胀（慢性胆囊炎、胆石症）证

杨某，男，36岁。1976年10月7日初诊，病志号790。

病史与主症：慢性胆囊炎并胆结石3年。经常右上腹部及胁背胀痛，近因饮酒太过、肥甘厚味不节而发病。右上腹剧痛，向两胁下放射，疼痛剧烈，目黄，身黄，小便黄赤，大便秘结。曾住某医院，B超及CT检查诊为慢性胆囊炎并胆管结石（1.5厘米×1.0厘米）。发冷热，体温38.5℃，经抗感染及对症治疗，病情缓解而出院。出院3天，突发冷热，右上腹及胁背剧痛难忍，伴呕吐酸苦，大便秘，小便短赤如酱油，目黄、身黄而痒，体温38.5℃，脉弦滑而数，舌红苔黄腻而燥。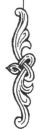

辨证：宿疾胆胀，湿邪久伏。因饮酒、过食肥甘，助湿生热，内外合邪而发病。湿邪久郁不解，凝聚成石；郁久化热，湿热蕴结，导致中清之腑不畅，胆汁外溢而发黄；肝与胆合，胃腑相联，湿郁其经，不通则痛，循经脉所过而疼痛；胃失和降，上逆而吐；腑气不畅，大便秘结；湿热内蕴，苔黄脉数，诸症相继而生。证属湿郁胆胀。

治则：清利肝胆，通腑泻热。

处方：柴胡3钱、枳实2钱、赤芍2钱、香附3钱、郁金3钱、茵陈6钱、大黄3钱（后下）、川朴2钱、芒硝3钱（烊化分服）、甘草2钱、金钱草6钱，水煎服，日1剂，

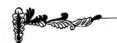

空腹早晚分服。

10月20日复诊，进药1剂，泻下3次，脘胁痛略减。继进2剂，疼痛再减，呕逆已止，寒热亦解，体温36.9℃，脉舌同前，发黄如故。药已中病，守方再服3剂，发黄渐退，脘胁痛基本缓解，舌苔已退，脉转弦细。此腑热已除，湿郁气滞尚存。原方去芒硝，减大黄、茵陈量，加木香、干姜以温通气滞湿郁，药后发黄尽退，脘胁痛止，能进饮食，二便通调。原方加减，合服消石散（方见上），早、午、晚各1剂，治疗20余日，诸症尽除，结石亦排出，遂停药饮食调养。2周后恢复工作，随访半年未再复发。

按语：胆是六腑之一，因此胆胀在治法方面以通降下行为顺，仲师在《伤寒杂病论》里为我们创立了辨治大法及方药，如大、小柴胡汤、柴胡加芒硝汤、柴胡桂枝干姜汤、四逆散等以和解疏泄、温化通降为治疗法则的方药。本案证属湿郁化热蕴结胆腑之胆胀证，即采用了大柴胡汤化裁，通腑泻热，疏利肝胆，获得良效，即其一例。本师古而不泥于古的原则，方中运用四逆散疏理肝胆气机，以升清降浊；大承气汤泻阳明之腑，以导泄胆热下行；茵陈蒿汤清利湿热以除发黄；加香附、郁金、金钱草合服消石散理气、祛瘀、溶石、排石，又是近代治疗胆囊炎、胆石症的有效方药。如此，寓古今于一法，古为今用，是余学习仲景、发扬仲景的一点体会。

（3）寒湿内蕴证

赵某，男，32岁。1980年8月15日诊，病志号890。

病史与主症：患慢性胆囊炎10余年，平日常服利胆片而解，本次发病因过食冷饮而诱发，右胁下及上腹胀痛难忍，时泛恶清水，怯冷发热，体温37.8℃，白细胞

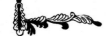

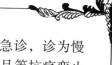

$160 \times 10^9/L$，自服利胆片泻下而不减。遂来院急诊，诊为慢性胆囊炎急性发作，予抗生素静点、口服阿托品等抗痉挛止痛药不效，又进大柴胡汤加芒硝，昼夜服药治2日，虽泻下多次，而痛未稍减，且不敢进饮食，体质瘦弱不堪，舌苔白腻而不燥，脉濡滑数而上实。

辨证：结合病史，脉症合参，证系寒湿内伏留饮，由贪食冷饮而诱发，此非结热，属屡经泻下，伤其中阳，内寒愈盛，饮不得化，以致寒饮阻遏中焦及胆腑，胆失通降，虚阳外浮而呈现一派假热现象。

治则：温通化饮，理气和中。方用温化胆通汤加减，柴胡1钱5分，桂枝、干姜、炮附子、半夏各2钱、香附、郁金、茯苓各3钱，生牡蛎6钱，水煎服。昼夜进2剂，服药4剂，热降，药已中病，守方再服，日1剂。3日后诸症消失，体温及白细胞均转正常，遂出院回家疗养，月余一切良好，随访半年，未见复发。

按语：本案当时虽呈表热现象，突由寒饮所致，浮阳外泛，故治以温化寒饮，佐以理气和中之法而取效。此为治疗胆囊炎急性发作之另一治法。

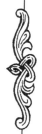

十二、慢性肾炎证治心得

治疗慢性肾炎有两难，一是水肿易消易聚，时起时伏，时重时轻而经年累月难以平伏；二是水肿虽消（或始终水肿不显）而尿蛋白之排泄难以控制，尤其后者较前者更难。其所以难治者，主要由于脾肾亏虚、气阴两虚（或阴阳俱虚）而兼挟湿邪内蕴，本虚标实，正邪交错，因而在辨治上带来诸多困难。历来医家多以健脾、温肾、益气、固精为主，淡渗利湿为辅，对改善临床症状有一定疗效，但控制尿蛋白之

排泄，收效甚微。

本病始终呈现本虚标实之病理状态：正虚难复，易感外邪，外邪侵袭，正气更伤，进而使病情反复多变，此其一；其二，湿邪久恋，郁而化热，热伤气阴，进而阴阳气血俱虚，正气愈虚，湿邪更张；其三，久病气虚（阳虚）不运，血行不畅而气虚血滞，导致湿阻血瘀互相蕴结，虚者更虚，实者更实，如此恶性循环，反复增剧，终致正气大伤，先后天俱衰，脾失健运，肾失封藏，血瘀湿阻，互相影响，肺、脾、肾三脏失调，造成严重后果。对慢性肾炎的治疗，正气尚未大伤时，应抓紧时机及时清利湿热、活血化瘀以澄源，使邪去而正复；即使正气已衰时仍应祛邪为主，"泻七补三"，祛邪扶正兼顾。临床上应始终着眼于"湿"与"瘀"，治宜"清利"与"化瘀"二法并重，以清除病邪而恢复正气。若一味补涩，则越补越恋，越涩越重，邪不去则正难安，而尿蛋白之排泄终难控制。若必欲补者，需湿去瘀消大半，施以"补七泻三"之法。有一分湿邪存在，就不可补涩过早，以免闭门留寇的后患。据此自拟清化益肾汤治疗慢性肾炎，对消水肿、控制蛋白尿有较好疗效，尤其对隐匿型肾炎效果更佳。

1. 清化益肾治"慢肾"（肾劳）

本方组成：生黄芪30～50克、白术10～15克、冬葵子30～50克、土茯苓30～50克、坤草30～50克、当归10～15克、丹参15～30克、浙贝母10～15克、益智仁15～20克、白茅根30～50克，水煎服。方本《金匮要略》防己黄芪汤、葵子茯苓散、当归贝母苦参丸等化裁。方中黄芪、白术补气健脾助运以扶正，气虚甚者量宜大；黄芪配当归、丹参增强

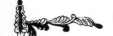

益气养血化瘀之功，使瘀消而不伤正；冬葵子、土茯苓、浙贝母、白茅根清热解毒利湿，为祛邪之主药，量宜大，有黄芪、当归之助，使湿去而不伤阴，可放心大胆使用；坤草活血化瘀利尿，且对降血压有良效，对血瘀湿盛水肿甚者可用至 60~100 克勿妨；益智仁益肾摄精以固肾气治本。诸药合用，共奏益气、养血、化瘀、渗湿之功，实乃消补兼施、祛邪扶正两全之良法。若湿热偏重尿少、浮肿甚者加石韦、车前草；有胸水、腹水者，另用蟋蟀 7 只、蝼蛄 7 只烘干研细末，分 2 次送服；有血尿者加琥珀、小蓟；瘀血明显，舌有紫气瘀点，或舌下络脉淡紫粗长，水肿难消者加红花、水蛭粉（每次 1 克吞服）；偏气虚者，短气、面色苍白加人参（或党参、太子参）；阴血亏虚者，头眩烦热、口干不多饮、舌质偏红加生地、女贞子；舌质偏淡加熟地、枸杞子；偏阳虚者，背寒、怕冷、便溏、面苍、舌淡、脉细者加炮附子、仙灵脾、肉桂；阴虚阳亢，血压偏高者加怀牛膝、苦丁茶；脾虚食少难消者加炒麦芽、鸡内金；尿蛋白久不消失者加芡实、金樱子、鱼鳔粉（每次 2 克，另吞）。

病案举例：

肾劳水肿（慢性肾炎肾病型）证

刘某，男，18 岁。1976 年 4 月 12 日初诊，病志号 406。

病史与主证：患者幼年有肾炎史，每因感冒受凉而复发。近 2 个月来颜面及全身浮肿，按之凹陷不起，纳呆便溏，尿少色黄，面色晦暗不华。舌质淡，苔薄腻，舌下络脉淡紫细长，脉弦细小滑。前医曾用温阳利水法治疗月余，水肿不消，尿蛋白持续在（+++~++++）之间。来诊时，小便化验：蛋白（+++），红细胞 0~3/HP，白细胞 1~5/HP；血压 21.3/12.0kPa（160/90mmHg）；血化验：胆固醇 360 毫克%，

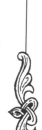

血色素8克/升，血浆总蛋白5克，白蛋白3.5克，球蛋白1.5克。西医诊为慢性肾炎肾病型。

辨证：水肿时起时伏，病久脾肾两虚，脾失健运，肾失封藏，因而水湿泛溢，蛋白漏下；久病多瘀。观其脉症，为水湿夹瘀之候，证属肾劳水肿。

治则：益气化瘀，渗利水湿，佐以健脾益肾。

处方：清化益肾汤加减：黄芪1两、当归2钱、白术3钱、丹参4钱、坤草1两、浙贝母2钱、益智仁3钱、土茯苓1两2钱、冬葵子6钱、白茅根1两，水煎服，日1剂。

4月26日复诊，进药12剂后，浮肿消退，纳开食增，尿畅便实，体力见壮，腻苔已退，脉细小滑。小便化验：蛋白（±～+），白细胞0～1/HP，管型消失；血压15.9/10.6kPa（120/80mmHg）。原方加健脾温肾药，治疗3个月，诸症消失。多次检查，蛋白、管型均转阴性，血脂正常，血压正常，嘱常服黄芪大枣粥，饮食调养。已复学，随访20年，一切良好。

按语：久病水肿，时起时伏，漏下蛋白不能控制，脾肾两虚，已成肾劳之证。其所以用温肾利水法而不效者，盖由湿瘀之邪蕴结于内，邪不去正难安之故。清化益肾汤祛邪为主，标本兼顾。方中黄芪、当归、丹参益气养血化瘀；冬葵子、土茯苓、浙贝母、白茅根清热利湿解毒；佐以白术健脾运湿；益智仁温肾固精；坤草化瘀利水，且能降低血压；诸药合奏益气、化瘀、渗湿、益肾之功。病情完全缓解后，又增健脾益肾之品，且常服黄芪、大枣扶正，故有良效。

2. 清宣解毒治"急发"

慢性肾炎急性发作，每因上呼吸道感染或其他继发感染

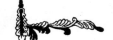

而使病情急剧发作，以肺卫证候表现为主，如发热、微恶寒、咽痛、咳喘、鼻塞流涕、头昏胀、浮肿、小便不畅或涩痛，舌偏红，苔白或黄腻，脉浮数或濡数。尿常规检查常见蛋白及少量红细胞，或颗粒管型。治当清热解毒，轻宣肺卫之邪热，及早平息病势以防病情恶化，祛邪方可安正。

药物组成：金银花 15~30 克，连翘 15~30 克，制杏仁 10~15 克，桑白皮 10~15 克，蝉蜕 6~10 克，赤小豆 30~50 克（先煮），石韦 15~30 克，白花蛇舌草 20~30 克，水煎服，日 1 剂，病重者日进 2 剂，6 小时服药 1 次。本方源于《伤寒论》麻黄连翘赤小豆汤化裁组成，方中金银花、连翘、白花蛇舌草清热解毒；桑白皮、杏仁、蝉蜕宣肺解表；赤小豆、石韦清热利湿。诸药合用清热解毒，宣肺解表。初起兼恶寒者加炙麻黄、苏叶；喘咳重者加生石膏、甘草；咽喉红肿甚者加板蓝根、牛蒡子；尿赤涩、浮肿甚者加浮萍、车前草；有血尿者加白茅根、生地、小蓟。本方对慢性肾炎因外感诱发急性发作而病情加剧、兼有肺卫症状者有良效。多数患者随外感表解而浮肿消退或减轻，尿常规检查：蛋白、红细胞及管型等减少或控制，使病情得到缓解。表解后可继续服清化益肾汤以求完全缓解。

病案举例：肾劳新感（慢性肾炎急性复发）证

刘某，男，16 岁。1976 年 4 月 10 日初诊，病志号 420。

病史与主证：患者幼年有肾病史，每因受凉感冒而复发。近因感冒出现发热、微恶寒，咽痛、咳嗽 3 天，小便短少而浮肿。尿常规：蛋白（+++），红细胞 0~5/HP，颗粒管型 0~2/HP。西医诊断为"慢性肾炎急性复发"，予青链霉素及利尿药治疗 3 日而不缓解，因来就诊。患者周身浮肿，咽喉红肿，体温 38.5℃，舌尖偏红，苔微黄，脉弦

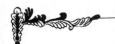

滑数。

辨证：脾肾气虚日久，复感风热之邪，上袭于肺，肺、脾、肾三脏功能失调。因而发寒热、咽痛、咳嗽、小便不利而浮肿。证属肾劳新感。

治则：宣肺解表，清热利湿。

处方：清宣解毒汤加减：金银花4钱、青连翘4钱、桑白皮3钱、制杏仁2钱、蝉蜕1钱2分、牛蒡子3钱、浙贝母3钱、白花蛇舌草4钱、石韦4钱、赤小豆1两（先煎），水煎服，日1剂。

4月13日复诊，进药1剂，周身微汗出，热减。2剂后，小便增多色黄，浮肿减轻，体温正常。3剂后，咳嗽、咽痛止，食欲增进，口和身安，诸症霍然而解。嘱服清化益肾汤加减（方见上）20余剂，3次检查尿常规均转阴性。遂停药而复学，随访半年未复发。

按语：本案久病肾劳，新感风热之邪而诱发浮肿、尿少、咽痛、咳嗽、微发冷热。肾劳新感复发，不同于一般风热感冒治法，故用清宣解毒汤宣肺解表、清热利湿。方中金银花、青连翘、白花蛇舌草清热解毒，透邪外出；桑白皮、浙贝母、杏仁、牛蒡子、蝉蜕宣肺利咽解表；石韦、赤小豆利小便而消浮肿。药证相符，故有良效。表解肿消后，继服清化益肾汤以搜余邪而疗肾劳痼疾，始收全功。

3. 清开降浊治"肾衰"

慢性肾功能衰竭（肾衰），是多种慢性肾病的晚期病证。主要病机为脾肾衰败，气化无权，三焦不利，致湿浊潴留而为毒，气虚血滞而成瘀，湿毒血瘀壅滞蕴结，导致气机升降失常，清浊相干而出现尿闭、呕吐、腹胀、纳呆、昏迷、关

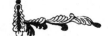

格等危重证候。本病脾肾阳衰为本，湿毒血瘀为标，本虚标实，寒热夹杂，病情十分危笃，临床上当急则治标为主，兼顾其本，以防厥脱风动之变。

清开降浊汤的药物组成：生大黄10~15克（后入）、炮附子10~15克（先煎）、党参15~30克、姜半夏10~15克、菖蒲6~10克、郁金6~10克、白花蛇舌草20~30克、石韦15~25克。本方由《金匮要略》大黄附子汤加味组成。方中大黄泻下降浊、荡涤肠胃以除湿毒瘀滞，炮附子温扶脾肾之阳以增强气化温运之力。二药相合，一寒一热，一降一升，能调和气机，使清升浊降，为主药；菖蒲、郁金通窍开闭、解毒避秽；石韦、白花蛇舌草清热利湿以排除水毒；伍党参补中益气以扶正；配半夏化痰浊、降逆气以止呕逆。诸药合奏升清降浊、排除水毒、避秽开闭之功。若呕逆甚者加生姜汁；大便溏薄者，生大黄易酒制大黄炭；腹胀水势盛加二丑、槟榔片；有胸水、腹水者加蝼蛄粉、蟋蟀粉另吞服（方见清化益肾汤条下）；水肿、血压高者加生槐米，另用坤草100克煮水煎药；出现抽搐者加钩藤、羚羊角粉、生龙牡。

临床上由于频频泛恶呕吐，服药困难，可先用清开降浊汤去菖蒲、郁金、半夏，加玄明粉20克（后入），水煎去渣，取汁200毫升，保留灌肠，每天1~2次。应用方法：先用温生理盐水或温开水清洁灌肠排除大便，患者取侧卧位，用20~22号肛管，从肛门插入20厘米左右，药液加热，温度约36℃，每次150~200毫升，缓缓滴入肠腔，30~40滴/分钟，每天1~2次保留灌肠，10天后停用3~5天，视病情决定继用或停用。同时内服清开降浊汤，徐徐饮下，以不吐为度。经过内外合治的方法，庶可降低血中非蛋白氮、

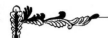

肌酐，缓解临床症状，有利于危机之逆转，待病情稍见稳定后，当进温补脾肾、益气利水祛瘀之法，亦可服清化益肾汤加减，以巩固疗效，使病情完全缓解。

病案举例：肾劳关格（尿毒症）证

张某，男，41 岁。1980 年 6 月 10 日初诊，病志号 610。

病史与主证：既往有慢性肾炎史，日前因感冒诱发水肿、腰痛，住某医院，经各方治疗，病未缓解。水势日增，全身高度水肿，按之没指，小便短赤，每天排出量 100～150 毫升，大便不调，伴有眩晕耳鸣，胸闷短气，倦怠乏力。昨起恶心呕吐，不能进食，神识昏朦，舌淡苔腻而燥，脉弦滑。小便检查：蛋白（+++），红细胞 0～5/HP，白细胞 0～3/HP，颗粒管型 0～2/HP，非蛋白氮 36.6 毫克 %，二氧化碳结合力 50 容积 %，血肌酐 6 毫克 %，血浆总蛋白 4.2 克（A2.6/G1.6），胆固醇 266 毫克 %，西医诊为慢性肾衰、尿毒症。

辨证：久病水肿，脾肾已衰，气化无权，三焦不利，致高度水肿。湿浊潴留而为毒，气虚血滞而为瘀，湿浊血瘀壅滞三焦，升降失常，清浊相干，导致神昏、尿闭、呕逆之关格证。

治则：泄浊降逆，解毒开闭以救急。由于水毒上逆，进药困难，先用中药保留灌肠以缓呕逆之势，继进清开降浊汤泄浊降逆。

灌肠方：生大黄 6 钱、炮附子 4 钱、党参 6 钱、白花蛇舌草 6 钱、黄柏 3 钱，水煎 2 次，去渣取汁 200 毫升，适温 36℃上下，用吊瓶缓注肠腔内，保留 2 小时以上，日 1 次。

内服方：生大黄 3 钱、炮附子 3 钱、党参 6 钱、姜半夏

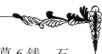

3 钱、菖蒲 1 钱 2 分、郁金 1 钱 2 分、白花蛇舌草 6 钱、石韦 6 钱、生姜 3 钱，水煎服，徐徐饮下。

6 月 14 日复诊，内外合治 3 天后，病情好转。神清吐止，尿量增多。日排出量为 1200~1500 毫升，大便通畅。照法又治 3 日，病情日渐好转，纳开能食，二便通畅，水肿消退。内服药去菖蒲、郁金，加黄芪 6 钱，减大黄量为 2 钱，灌肠法同前。

6 月 30 日三诊，前法治疗 2 周后，病情日渐好转而稳定。精神振作，体力见壮，日进主食 3~4 两，二便通畅，水肿全消。舌转红润，脉来弱滑。尿检：蛋白（＋）、红细胞 0~1/HP，白细胞 0~2/HP，颗粒管型（－），肌酐 2.0 毫克％，尿素氮 3.2 毫克％；血压正常，病情缓解而出院。嘱常服黄芪大枣粥、健脾益肾药，以巩固疗效。随访半年，一切良好，已恢复轻工作。

按语：久病肾衰，关门不利，水浊上逆而成关格，病情十分危重。运用内外结合、泄浊降逆、荡涤肠胃之法以除湿毒瘀滞之邪。炮附子温扶脾肾之阳，增强气化温运之力；菖蒲、郁金通窍开闭，避秽解毒；石韦、白花蛇舌草清利湿热，排除水毒；伍党参补中益气，扶正固本；佐半夏、生姜化痰降逆止呕；神清纳开后去菖蒲、郁金，减大黄量，加黄芪补气建中扶正。灌肠法在水毒上逆呕吐严重时，是一种有效的导泄水毒法，能使病情缓解，呕吐减轻，给内服药创造有利条件。

4. 激素用后的治法

现代医学临床上用激素治疗重症慢性肾炎是常用之法，有较好疗效，但也有不利的一面。一是长期用激素，出现副

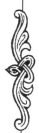

作用，如"满月面，围裙腹，水牛背"的现象；二是用激素后，临床症状、蛋白尿虽得到改善或控制，但难以停药，易出现激素依赖性。上述问题是当代中医面临的新问题，需要重新认识辨证与辨病的关系，给予适当的治法。观用激素后（或加用环磷酰胺及硫唑嘌呤）的病人，常见肾阳虚的证候，如背寒怕冷、尿少浮肿、面色苍白、舌淡胖嫩、脉微细等。需用温肾利水、活血化瘀法，可用补肾汤（熟地 15~25 克、枸杞子 15~30 克、黄芪 30~60 克、仙灵脾 15~20 克、鹿角霜 15~20 克、茯苓 15 克、炮附子 10~15 克、坤草 20~30 克、冬葵子 30~50 克），水煎服。出现激素依赖者，可服清化益肾汤减清利药，加温补脾肾之品，多能奏效。获效后逐渐减激素量，最后全部停用，并代之以蛤蚧 2 对、紫河车 100 克研细末，每付 3 克，早晚各 1 剂，以巩固疗效，盖取肺肾母子相生之义也。

病情缓解后，需讲求养生之法，慎风寒，适劳逸，远房帏，宜食用黄芪大枣粥、黑豆红枣粥等，有巩固疗效、使病情达到完全缓解以至治愈的效果。

病案举例：肾劳变证（激素后副作用）

赵某，男，28 岁。1976 年 6 月 10 日初诊，病志号 620。

病史与主证：患慢性肾炎 4 年，经常反复。1 个月前遇劳后全身浮肿，尿检：蛋白（+++），入某院住院治疗。诊断：慢性肾炎肾病型。经激素、环磷酰胺、利尿剂治疗，浮肿消退，尿蛋白 +，病情好转出院。出院后每日服强的松片 15 毫克，不能减药，减药则尿蛋白增多，浮肿再发。后合服雷公藤片 2 片，日 3 次，仍不能减激素量，持续 2 月余，病人出现"满月面"，面色苍白，眼周晦暗，两颧潮红，颜

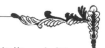

面四肢轻度浮肿，动则心悸，眩晕耳鸣，大便溏薄，小便短少，腰膝酸软，倦怠无力，背寒怕冷，舌淡苔滑腻，脉沉细。尿常规：蛋白（+~++），颗粒管型0~2/HP，胆固醇400毫克％。

辨证：病者用激素治后，水肿、尿蛋白均有疗效，但难以撤药，持续用激素出现"满月面"，出现背寒怕冷、面色苍白、浮肿、苔滑脉细等一派肾气虚寒之变证，暂名曰肾劳变证。

治则：温肾利水，益气化瘀。

处方：补肾汤加减。熟地5钱、炮附子3钱、枸杞子4钱、黄芪1两、仙灵脾4钱、鹿角霜3钱、茯苓3钱、坤草6钱、冬葵子6钱，水煎服，日1剂。

6月26日复诊，服药12剂后，浮肿减轻，背寒怕冷消失，尿蛋白+，颗粒管型偶见。效不更方，继服12剂。强的松已减量为每日7.5毫克，并逐渐递减。服药后，精神、食欲、二便均复正常，遂停激素观察。原方去冬葵子、茯苓，加芡实、金樱子各3钱，再服12剂，临床症状全部消失，多次查尿常规均正常，胆固醇已降为200毫克％。停药观察，嘱服黄芪大枣粥以扶正气。随访半年，一切良好。

按语：临床上用激素类药物治疗肾炎，有一定疗效，但也有不利的一面，就是病情反复、难以停药。脾肾阳虚，内伏之湿瘀可随即再发，补肾汤方中熟地、枸杞、仙灵脾、炮附子、鹿角霜，温补肾阳以扶正；黄芪、茯苓、坤草、冬葵子益气化瘀，渗利水湿以祛邪，标本兼顾，故有良好效果。此法亦可用于顽固哮喘之激素持续者。方中加苏子、葶苈子、生赭石、党参等，成化痰平喘、纳气归元之方，临床亦有较好疗效。附此，供参考。

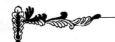

十三、劳淋证治一得

淋之为病,《内经》称"淋""淋溲""淋秘"等,皆指小便异常的病证,但无明确分类,汉唐以后才有"八淋""五淋"之辨。劳淋病名,最早见于《中藏经》:"劳淋者,小便淋漓不绝,如水之滴漏而不绝也。"《诸病源候论》对劳淋的病因病机有明确论述:"劳淋谓劳伤肾气而生热成淋也。"

劳淋者,久淋不愈,遇劳即发,常经年累月反复发作而不愈。其临床表现与现代医学的慢性泌尿系感染肾盂肾炎、慢性前列腺炎等疾病相似。其病理特点是本虚标实,治疗当补不足,损有余,标本兼顾。然临床上急性发作时,常表现为标实证突出,急则治其标,当以祛邪为主,急发症状缓解后,常出现本虚之征象,则应缓则治其本,以补虚为先。临床辨证可分急性发作与缓解迁延,分别治之。

1. 急则治标,清热解毒渗湿

劳淋常因久淋不已,湿热未清,蕴结于下焦,肾气受损,导致正虚邪恋,遇劳即发。急性发作症见小便涩痛,点滴而下,尿窍灼热刺痛,窘迫不畅,或见发热、尿血、腰酸隐痛,少腹会阴部坠胀不适,舌质红,苔白薄或黄腻,脉沉弦或滑数。治以清热解毒渗湿,佐以养阴扶正,常用经验方清热通淋汤,施之临床有较好疗效,药用:凤眼草10~15克、败酱草30~50克、金钱草15~30克、白茅根30~50克、萹蓄15~25克、冬葵子15~30克、生地20~30克,水煎服。

方中凤眼草与败酱草皆有清热解毒作用,而前者能止

血，后者能化瘀，二药合用，相辅相成，清热解毒，通淋止血而无留瘀之弊；金钱草与白茅根皆有清热渗湿通淋之效，而前者善通窍祛瘀，后者能凉血止血，二药配伍，通中有敛；冬葵子与萹蓄均为清利通淋的常用药，而前者偏于滑窍，后者偏于清热，二药相合则增强清热利湿通淋之效；伍生地甘寒养阴，清热利湿而不伤阴，为劳淋急发之良剂。

兼外感者，时发冷热加柴胡、黄芩和解少阳、通调三焦；兼气郁不畅者，少腹坠胀较甚加乌药、王不留行疏肝理气通窍；兼肝胆热盛者，心烦口苦，尿窍灼痛明显加龙胆草、炒栀子泻肝清热；兼腑实者，大便燥结加大黄、枳实通腑泻热，导热下行；热盛动血者，小便尿血加小蓟、三七粉化瘀而止血；病久气阴两伤者，小便涩痛较轻，口干舌燥，倦怠少气明显加黄芪、女贞子益气养阴；偏肾阳虚者，小便色清而淋漓不断，酌加益智仁、仙灵脾温阳化气以通淋。

病案举例：劳淋急发证

乔某，女，30岁。1985年10月10日诊，病志号1073。

患者宿疾慢性肾盂肾炎，常因劳倦而发。近因外感复加疲劳而发病，小便色赤，窘涩而痛，尿急、尿频、尿道灼热，身发冷热，腰痛肢楚，倦怠少气，口苦咽干，少腹坠胀，曾注青霉素、止血敏，口服吡哌酸而不效，且增恶心呕吐，体温38.5℃，尿常规检查：红细胞3～5/HP，蛋白（++），诊脉弦滑而数，舌红苔白腻。证属劳淋急发，邪感少阳，湿热内盛，治以和解少阳，清热渗湿，方用清热通淋汤加味：

凤眼草15克、金钱草15克、败酱草30克、白茅根50克、生地30克、柴胡20克、黄芩15克、清半夏10克、萹

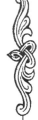

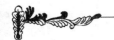

蓄 15 克、冬葵子 80 克、甘草梢 6 克，水煎服

　　进药 3 剂，冷热已解，呕恶亦止，小便淡黄，尿急尿痛大减，食纳转佳，原方去柴胡、半夏，又服 3 剂，尿急尿痛基本消失，仍有尿频不畅，体温正常，复查尿常规：红细胞 0~1/HP，蛋白（+-），脉转弦细不数，舌红苔白薄。原方增减，续进 10 余剂，诸症完全缓解，脉转弱滑，舌红无苔，尿常规检查已转正常，唯感倦怠少气，腰酸隐痛。湿热已去，正虚未复，予以扶正固本兼清余热，治以益肾通淋汤加减 30 余剂，一切良好。汤剂加倍改制丸剂，间断续服约半年而停药，注意养生方法。随访 1 年，未见复发，面色红润，体质强壮，多次复查尿常规均属正常。

　　按语：本案系由慢性肾盂肾炎，因劳倦、外感而复发，在治法上仍按急则治标法而获缓解，即"随证治之"之意。关键在于缓解后注意养生方法而不使复发。

2. 缓则治本，健脾益肾通淋

　　劳淋经过治疗，急发证候容易缓解，大部分病人出现倦怠少气，腰酸隐痛，时有小便频数、尿意不尽，少腹坠胀，舌淡脉细等脾肾亏虚证候。亦有少数病人，经过治疗，急发症状完全消失，甚至尿常规检查亦转正常，而仅感腰酸无力，此时切忌骤然停药。应予扶正以祛邪，以防复发。法用健脾益肾、淡渗通淋，方用益肾通淋汤：熟地 15~25 克、山萸肉 10~15 克、黄芪 20~30 克、怀山药 10~15 克、肉苁蓉 10~15 克、鹿角霜 10~15 克、冬葵子 15~30 克、茯苓 15~20 克、石韦 15~20 克，水煎服，随证加减。

　　方中黄芪伍山药，益气健脾，助运除湿；熟地配山萸肉，滋养肝肾，固涩精气；肉苁蓉合鹿角霜，温补肾气，强

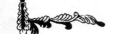

壮腰膝，冬葵子伍茯苓，淡渗通淋，清肃残余湿热。为扶正祛邪、标本兼顾之良法。

兼阳虚寒滞者，少腹坠胀，会阴部冷痛加橘核、炒小茴温化湿浊通淋；气滞血瘀，湿热未清者，少腹坠胀刺痛，舌淡紫或有瘀点，舌下络脉淡紫粗长加乌药、海金沙、丹参理气化瘀、清热通淋；脾虚气陷者，倦怠少气，尿液不尽，点滴而出，少腹坠胀，迫注肛门加党参、白术、升麻补中益气、升阳通淋；湿热明显者，小便涩痛，淋沥不断，选加萹蓄、瞿麦、赤小豆、蒲公英、石韦、滑石粉等清利湿热通淋。

善后调理应注意养生方法如"避风寒，适劳逸，忌烟酒，远房帏"，常服益肾通淋丸（或膏，方见前），巩固疗效，预防复发，进而以达根治目的。

病案举例：

（1）劳淋复发证

张某，男，58岁。1986年11月7日诊，病志号1079。

患者宿疾慢性肾盂肾炎，反复发作10余年，近查：前列腺肥大。今因劳倦饮酒，少腹坠胀冷痛明显，小便轻微涩痛不利，小便频而急，腰酸隐痛，倦怠无力，尿常规检查：红细胞0~1/HP，白细胞1~3/HP，蛋白（–），诊脉沉弦，舌淡无苔，此乃劳淋复发，脾肾亏虚兼夹湿热，先予清热通淋汤加减3剂，尿窍刺激症状缓解，继进益肾通淋汤加减：

黄芪30克、怀山药15克、熟地25克、山萸肉10克、肉苁蓉10克、鹿角霜15克、萹蓄15克、瞿麦15克，水煎服。

进药6剂，诸症好转，唯感倦怠腰痛不解，脉象细弱，舌淡无苔，尿常规检查正常。原方加炒杜仲 15 克、川续断15 克，续服 10 剂，腰痛倦怠大见好转，脉转弱滑，原方加减，上方配丸剂续服 3 个月。除有时小便余沥不尽外，余无所苦，嘱注意养生方法，间断服用益肾通淋丸，随访 1 年，一切良好。

按语：劳淋者，临床上症见小便淋沥不畅，甚则涩痛，或伴有腰背少腹下坠感等诸多证候，因劳倦而诱发上述证候者，皆可按劳淋辨治之，不管其何种疾病所致者皆可参考劳淋之治法，即所谓异病同治之法也。

（2）劳淋证

赵某，女，55 岁，1987 年 10 月 6 日初诊，病志号1067。

病史与主证：患慢性肾盂肾炎史 10 余年。1 个月前因过劳而急发尿频尿急尿痛，腰酸隐痛。住院治疗 40 余日，用大量抗生素及吡哌酸治疗，尿道刺激症状基本缓解。唯感小腹坠胀冷痛，尿意不尽，淋沥不断，时有遗溺，倦怠乏力，腰酸隐痛，纳呆食少，恶心欲吐。停服西药，改服中药金匮肾气丸治疗月余，病未好转，遂邀会诊。病人面色苍白不华，舌淡无苔有齿痕，脉象沉细而弱。检查尿常规：白细胞1~3/HP，红细胞 0~1/HP，脓细胞（－），蛋白（＋），晨尿中段细菌培养大肠杆菌（＋），菌落计数 155/ 毫升。

辨证：久患"肾盂肾炎"，故出现尿道窘涩，腰酸隐痛，舌淡脉细等症；久恋不解，脾肾两亏，湿热余邪内伏，故遇劳而发。

治则：益肾健脾，清肃湿热（益肾通淋汤加减）。

处方：黄芪 30 克、怀山药 15 克、熟地 25 克、山萸肉10 克、鹿角霜 15 克、冬葵子 30 克、茯苓 20 克、石韦 15 克、

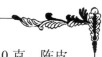

土茯苓 20 克、乌药 10 克、益智仁 15 克、砂仁 10 克、陈皮 10 克，水煎服，日 1 剂，早晚分服。

10 月 13 日复诊：进药 6 剂，尿频遗溺诸症好转，腰酸隐痛、小腹冷胀如故，舌淡脉细。原方加小茴香 7.5 克、橘核 15 克、川断 15 克，继进 20 余剂，诸症消失。连续 3 次尿常规检查及尿菌培养，均已正常。为巩固疗效，汤剂改丸剂，早晚各服 10 克，先后治疗 3 个月余，一切良好。多次复查尿常规及尿菌培养均正常，停药观察，嘱注意养生，常服黄芪大枣粥。随访 2 年，未复发。

按语：慢性肾盂肾炎按临床表现属于中医学淋证范畴之"劳淋"证。《诸病源候论》对劳淋的病因病机提出："劳淋谓劳伤肾气而生热成淋也。"《中藏经》对劳淋的证候描述亦很精确，如云："劳淋者，小便淋漓不绝，如水之滴漏而不绝也。"劳淋者，久淋不愈，遇劳即发，常经年累月反复发作而不愈，其病理特点是本虚标实，治疗当补不足，损有余，标本兼顾。急性发作时以祛邪为主；慢性迁延者，常出现正虚邪恋、虚实夹杂证，应以培本为主，兼清余邪。本案属劳淋慢性迁延，故方中黄芪、山药、熟地、萸肉皆培补脾肾为主；冬葵子、茯苓、石韦、土茯苓肃清湿热为辅；伍以益智仁、鹿角霜温肾摄精，以治遗溺；乌药温通下元气机以增强培补脾肾之药效，佐以砂仁、陈皮者，使补而勿滞，醒脾开胃之设也。

（3）气淋证

牟某，男，68 岁。1986 年 12 月 10 日初诊，病志号 1209。

病史与主证：尿频，溺后余沥不尽半年有余。伴小腹坠胀，头昏乏力，食纳减少，腰膝酸软，神疲懒言，便秘。舌

体胖大，边有齿痕，苔薄白，脉虚大无力。经西医肛诊与镜检前列腺液，诊为前列腺炎及前列腺肥大。屡服清热利湿通淋之品及口服前列康片，其效不显，邀余诊治。

辨证：证属年迈肾虚，中气不足，气虚下陷，膀胱气化失宣之气淋。

治则：调补中气，升清降浊。

处方：炙黄芪25克、党参15克、炙升麻7.5克、乌药15克、怀山药20克、肉桂5克、防己15克、桑螵蛸10克，取14剂，水煎，早晚分服。

二诊：药后食纳增加，体力渐强，小便次数明显减少，小腹坠胀缓解。但仍便下欠润，数日一行，夜寐不稳，舌脉同前。上方增寸云30克、夏枯草15克，取滋润软坚化结之效。取7剂，常规水煎服。

三诊：共服汤药21剂，诸症明显减轻，夜寐安稳，纳增，大便润畅，小便次数趋于正常。舌淡红少苔，脉弦细。守原方之意，更为丸剂，配补中益气丸，早晚交替各服6克，调治月余，小便畅行，前列腺液镜检无异常。

按语：本病是一种常见老年性多发病，属本虚标实之证。由于中气不足，肾虚不能化气，脾虚清气不升，浊阴难以下降，小便因而不利。《灵枢·口问》篇所谓"中气不足，溲便为之变"即指此而言。本案遵朱丹溪之"提其气，气升则水之降下，盖气运载其水也"之经验，采用"塞因塞用"之反治法，运用益气之品，以达通淋之效。方中黄芪、党参、山药补中益气；升麻、乌药一升一降，调理气机，使清升浊降；伍肉桂温肾阳以助中气，合桑螵蛸敛肾气以缓尿频；佐防己使湿浊下行，使补摄之剂无留邪之弊，故奏良效。

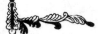

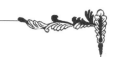

十四、妇科病证治举隅

1.治崩漏活用三法

崩漏系妇科常见的疑难病症，属急重症之一。历来医家以塞流、澄源、复旧为治崩漏三大法则。然塞流止血，仅是治标之举，澄源审因才是治本之法，二者结合才能收到良好的效果，更应注意治本止血的同时，勿忘化瘀生新以防固涩留瘀之弊；崩漏血止之后，应予复旧扶正以调理气血，始谓全治之术。因此，塞流、澄源、复旧三法，相辅相承，不能刻板应用，须权衡常变，有机结合活用三法。

崩漏证从其临床表现和病机分析，约有三大主要病证，即血热、气虚、血瘀，在治法上可概括为清、补、通三法，皆为澄源之治，宜根据病势缓急，结合塞流，标本兼顾；更应注意因龄施治，调理善后以复旧。在用药方面注意清勿过寒以防血凝；补勿壅滞以防气郁；通中有敛以防伤正，如此照顾全面，可谓活用三法矣。

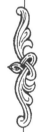

（1）血热妄行，清分虚实

《素问·阴阳别论》云："阴虚阳搏谓之崩。"此《内经》首先提出崩证血热妄行之病机脉候。血热崩漏证有虚实之分，由阴虚而生内热者谓之虚热证，病由素体阴虚，或久病伤阴，性情抑郁而虚火内炽，扰动血海，损伤冲任而成崩中漏下之证。经血非时而下，量多少不定，色鲜红质稠，脉变细数，舌红少津，治应以滋阴清热为法。其实热证者，多发于青少年，禀赋阳盛之体，肝火易动，或感受湿热之邪，或过食辛辣之物，致热伏冲任，扰动血海而成血热妄行之崩漏证。经水多先期而至，量多，淋漓不断，或大下如注，色紫红质稠，脉多弦滑或数，舌红苔薄黄，治应以清热凉血为法。上述实、虚二证均可用清热固经汤随证加减而通治之。

药用：生地20~30克、生白芍15~20克、地骨皮10~15克、丹皮10~15克、黄芩10~15克、太子参15~20克、麦冬10~15克、乌梅5~10克、乌贼骨15~20克、陈棕炭15~20克、地榆炭15~20克，偏虚热者加女贞子、旱莲草；偏实热者加黄柏、知母。

病案举例：血热经漏（功能性子宫出血）证

汤某，女，17岁。1988年4月4日初诊，病志号457。

病史与主证：患者初潮14岁，每次经来先期，量多色鲜红，常持续2周左右方净，妇科检查未见异常。近因考试过劳，经来淋漓不断1月余，经中西医药治疗不效。面色不华，贫血貌（血色素6.5~7.5克％），头昏乏力，腰膝酸软，精神萎靡不振，手足心热，口干不多饮，舌尖红少津，苔白薄，脉沉细小数。

辨证：青春少女，肾气未充，屡次经行先期而量多，淋漓不断，气阴必伤。今因劳心太过，阴血更伤而生内热，故经漏淋漓不断，色鲜红，手足心热，舌红脉数，证属阴虚血热之经漏证。

法则：益气养阴，清热固经。

处方：清热固经汤加减：太子参30克、麦冬20克、生地25克、生白芍15克、丹皮10克、地骨皮10克、黄芩10克、乌贼骨10克、陈棕炭15克、炒地榆15克，水煎服，取3剂，日1剂。

4月8日复诊，3剂药尽，经血渐少而色浅。仍倦怠无力，腰膝酸软，精神不振，舌红少津，脉沉而细。热减血少而色浅，气阴亏虚未复，原方加黄芪30克、全当归10克。

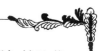

又进 3 剂，经水已净。嘱早服人参归脾丸，晚服知柏地黄丸；经期前续服荆芩四物汤 3~5 剂以调经。按法治之 3 个月经周期，经期已调，经量正常，贫血已恢复。随访半年，一切正常。

按语：青春少女，肾气未充，冲任不固，屡行经先期而量多淋漓，气阴更伤，更加劳伤心肾之阴而生内热，以致血热妄行而经漏不止。方用太子参、生白芍、麦冬益气养阴，生地、丹皮、地骨皮、黄芩清热凉血，配棕炭、乌贼骨、地榆以敛止血。澄源塞流兼用，故有满意效果。久病经漏，难在短期根治，血止后嘱继服健脾益气、滋肾清热之丸剂以复旧固本，且在经行之前予服荆芩四物汤，清热凉血以截流，调其月经周期而得根治。

（2）中虚气陷，补有温清

巢元方《诸病源候论》中有劳伤冲任而病崩漏之说，皆指气虚不能摄血而致崩漏病者，病由素体虚弱，或形神过劳，忧思伤脾，导致中虚气陷，脾虚不摄，冲任不固，血不循经而病崩中漏下之证。经色浅淡量多，淋漓不断，或暴下如崩，面色不华，形体憔悴，纳呆食少，大便不实，或见浮肿，少腹重坠，倦怠无力，治以益气摄血，升阳益陷，益气固经汤加减治之。

药用：黄芪 15~25 克、党参 20~30 克、白术 15~20克、升麻 10~15 克、阿胶 10~15 克、乌梅 6~10 克、艾叶10~15 克、乌贼骨 15~25 克、炙甘草 6~10 克。阳虚有寒，久漏不止者酌加温中补肾药如炮姜炭、破故纸、仙灵脾、鹿角霜等以温经而摄血。

病案举例：气虚崩漏（功能性子宫出血）证

周某，女，41 岁。1987 年 6 月 26 日初诊，病志号 665。

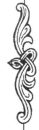

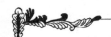

病史与主证：病人素体瘦弱，脾胃不健，纳少便溏，患有胃下垂多年，曾流产 3 次。3 年来经期或前或后，经来量多色浅而质淡，腹不痛，经水淋漓不断，或多或少，时下时止，久治无效。近因劳倦而经血大下 20 余日不止，曾用止血敏、黄体酮、三七粉等均无效，妇科诊断为功能性子宫出血。患者面色苍白，精神萎靡不振，短气懒言，倦怠乏力，纳少寐差，舌淡有齿痕，脉沉细。

辨证：脾胃素弱之体，又经多次流产，损伤冲任，元气大伤，胞脉不固，气不摄血而致经漏而崩，证属中虚气陷之崩漏证。

治则：益气举陷，固涩冲任。

处方：经崩之势甚急，当先塞流以止血，进补气摄血之剂地榆苦酒煎治之，地榆 100 克（生、炒各半），陈醋加水同煎服，3 剂。嘱血少之后速来就诊。

6 月 28 日复诊，1 剂药后经血减少，3 剂后经崩已止。患者大喜，认为病愈未来复诊。又过 3 日，复见少量色淡之经血淋漓而下，舌淡脉弱，病者精神惶恐不安，纳少不寐，短气不续，疲惫不堪，四肢不温，舌淡脉微。此气虚陷下日久，无力摄血，塞流之法虽有小效，乃治标之法，当予补气举陷治其本，澄源塞流标本兼施，才能尽愈其病，方用益气固经汤加减：

黄芪 30 克、党参 30 克、当归 10 克、升麻 15 克、白术 20 克、艾叶 15 克、乌贼骨 25 克、炮姜炭 10 克、陈皮 10 克、砂仁 3 克、炙甘草 10 克，水煎服，日 1 剂，取 6 剂。

7 月 5 日三诊，进药 3 剂，漏下渐少；又进 3 剂，经漏全止。至此，近月余之崩漏始得血断，效不更方，又进

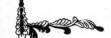

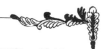

6剂。血止纳增，体力见壮，得眠神爽，舌淡红而润，脉转弱滑。嘱停汤剂，改进人参归脾丸早晚各1剂。至下次经前1周左右，续服益气固经汤3~5剂，以固其经。按法治之3个月经周期，一切正常。停药观察半年，月经按时而至，3~5日即断，一切良好。

按语：本案脾胃素弱，中气早虚，又经流产，劳倦太过，致中虚气陷，冲任不固，由漏而崩，病势甚急，不塞其流，恐难速效，初用地榆苦酒煎止崩，急则治标，于法不误，误在患者未按医嘱继服补气升陷之剂，故由崩而转经漏。继用益气固经汤益气升陷，固经止血，澄源塞流兼治，故使经漏全止。末用人参归脾丸，益气健脾，引血归经，以复旧固本。按法治之调其月经周期，终获痊愈。此案"塞流、澄源、复旧"三法兼施，故获满意效果。

（3）胞脉瘀阻，通中有敛

血瘀崩漏，多由久病入络而夹瘀；或由忧怒、惊恐导致气郁血滞；或崩漏过服寒凉止血之剂；或感寒伤暑，寒凝热瘀；或流产后败瘀未净；或产后、经期行房伤及胞络冲任而病，治宜活血化瘀佐以益气养血固敛之品，化瘀固经汤加减治之。

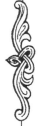

药用：当归10~15克、川芎6~10克、坤草20~30克、黄芪20~30克、川断10~15克、荆芥炭10~15克、五灵脂10克（生、炒各半）、蒲黄10克（生、炒各半），偏寒者加炮姜、炒小茴；偏热者加贯仲、生地榆。

勿论血热、气虚、血瘀各种崩漏证，如果崩漏下血不止，均可服用苦酒煎：地榆50~100克（生、炒各半），米醋加水煎服。止血治标以塞流，出血减少后，继进澄源治本之法。若暴崩下血不止，出现面色苍白、四肢不温、脉细欲

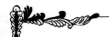

绝或洪大按之无根者，此气虚血脱之候，急服参萸汤：红人参50～100克、净萸肉30～60克，水煎服。剧者日进2剂，昼夜服药，以防虚脱。

病案举例：血瘀经漏（功能性子宫出血伴不孕症）证

朱某，女，30岁，护士长。1958年夏初诊，病志号569。

病史与主证：患者结婚5年未孕，既往有痛经、月经不调史。近1年来，常经血淋漓不断，持续半月至20余日，用止血药始止，而下次经期又至，如此往复不已导致贫血，十分痛苦，妇科诊断为"功能性子宫出血"、"不孕症"，屡经中西医治疗不效。此次经水来潮已20余日未止，且量逐渐增多有变崩之势，经色由淡红渐变紫黑污水，倦怠乏力，短气懒言，面色萎黄，舌质淡红胖嫩无苔，脉象沉弦。脉症合参，病为经漏有转崩之势，乃由气虚不摄、脾不统血所致。因投归脾汤加三七服之不效，又改固经汤凉血止崩治之，仍不效。且经血夹有筋膜之物，少腹冷痛，块去痛减，细察脉沉而弦滑，此非虚证之脉，亦非热象之征，乃肝郁气滞血瘀之征。虽见舌质淡红胖嫩，面色萎黄不华，一派气虚血亏之象，皆因崩漏日久所致。不能因表现虚象而掩盖其血瘀本质，此乃瘀血不去新血难安之崩漏证。况此人平日肝气素盛，每次吵架经漏必发，此肝郁血瘀之病史不可忽略，再征之经色紫污有筋膜之物，少腹冷痛，块去痛减。诸症皆是血瘀之据，证属血瘀崩漏无疑。

辨证：肝气素盛，气机郁滞，血行瘀阻，瘀血不去，新血难安，故见痛经、经血淋沥不断等瘀血崩漏证。

治则：活血化瘀，温经祛寒（化瘀固经汤加减）。

处方：当归5钱、川芎2钱、赤白芍各3钱、炮姜2钱、

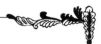

小茴香1钱、肉桂1钱，五灵脂、蒲黄各3钱（生、炒各半，黄酒引），水煎服，日服1剂。

3剂后，经水已止。下次经前又照方服3剂，月经按期来潮，7日自止，按法增减治疗3个经期，使1年多之经漏证竟获痊愈。半年后怀孕，足月分娩一女婴。母女均安，夫妇皆大欢喜。

按语：崩漏一案，并非疑难病证，临床上常根据血热妄行、气虚不摄、肝肾阴虚、气滞血瘀等不同证型，选用凉血固经、补气摄血、滋阴固冲、行气祛瘀等法，用之得当，自会药到病除。本案初用归脾汤补气摄血不效，又用固经汤凉血固经仍不效，方悟及因瘀经漏之证，此辨证不细之过也。在临床上，为医者常因粗心大意，辨证不细而迁延治疗时间，不可不引以为戒；但也有一时难辨清虚实者，经过诊治，仔细观察才找到辨治的关键，所谓试药之谓也，也是允许的。本案初诊时脉虽无明显瘀滞之征象，但若结合病史，细察脉症，仍可查到瘀滞的根据。因而在治疗过程中逐渐认清了这一问题，遂改变了原来的治疗原则，采用了温经祛瘀的少腹逐瘀汤加减，收到了满意的疗效。意料之外者，经漏病愈之后逾半年，又得怀孕且足月顺产一婴。诚如王清任氏在少腹逐瘀汤方歌中所云："调经种子第一方"，并非夸大。

（4）因龄施治，分期调经

崩漏证除辨证求因、因证施治，运用清、补、通、温、涩诸法外，还应按年龄分期用药，以调整月经周期，使肝、脾、肾功能协调，气血相随，阴阳和济，经期有序，从而达到调理善后复旧之目的。

青春期崩漏证，以虚证（气虚、阴虚、肾气不充）、热证（虚热、实热、血热）居多。病由青春少女肾气不足，天

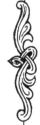

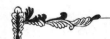

癸不充，冲任不固，常见经期无序，性情偏激，肝火易动，复加形神过劳，心脾多虚，脾虚气陷，阴虚内热，肝火偏旺，相火妄动，以致冲任失调，经漏淋漓或成经崩之证。在治法上应着眼于调肝、健脾、补肾，参考辨证施治，分期用药。临床上症见血热妄行者，先服清热固经汤，随证加减。经血减少血止后，选服知柏地黄丸补肾降火，或丹栀逍遥丸清热平肝，调理月经周期。待下次月经前1周左右，酌服荆芩四物汤（即四物汤加荆芥穗、黄芩）或牡丹皮饮（即四物汤加牡丹皮、地骨皮）3~5剂养血凉血清热，以防崩漏再发。如此连续治疗3个月经周期。若证见气虚不能摄血者，先服益气固经汤，随证加减。经血止后，选服补中益气丸益气举陷，待下次月经前1周左右，酌服归脾汤引血归经，以防崩漏再发。治疗周期同前。

育龄期崩漏证，多见气虚血瘀证。壮年妇女，禀赋薄弱，或因房劳太过，生育不节，或多次流产损伤肾气；或劳倦太过，损伤中气，脾虚气陷；或七情过激，忧怒不解，导致气滞血瘀，日久冲任受损，胞脉不固而病崩中漏下。若见气虚漏证，治疗大法参考青春期气虚证治法。若见血瘀崩漏证，治以化瘀固经汤，随证加减。血少或血止后，续服加味当归补血汤（黄芪、当归、鸡血藤）益气养血化瘀以调经，待下次月经期前1周左右酌服当归芍药散（当归、川芎、白术、白芍、茯苓、泽泻）3~5剂，养血活血调经以清除未尽之瘀。疗法周期同前。

更年期崩漏证，多见脾肾两虚证。由于绝经期妇女肾气已趋衰退，天癸将竭之际，阴阳二气失于平衡，脏腑气血不相协调，肾气亏虚，冲任不固，加之人到晚年，社会家庭人际关系复杂，喜怒哀乐七情内伤，家务负担过重，劳倦太

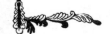

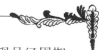

过，中气不足导致虚寒而致崩中漏下者，往往出现月经周期错乱，经水淋漓不断，或大下如崩，在治法上可根据病因病机，施以健脾益气、补肾固经或温经摄血等法治之。临证可用补肾固经汤加减治之。

药用：党参20~30克、熟地20~30克、枸杞子15~20克、菟丝子20~30克、阿胶10~15克、炮姜炭6~10克、炒杜仲15~20克、白术15~20克。偏阳虚久漏不止者加破故纸、鹿角霜。夹瘀者加当归、川芎。血止后，宜常服人参归脾丸或金匮肾气丸以复旧培本。若已绝经，则需注意饮食调养，讲究养生之法等，以颐养天年。

2. 经带胎产诸证治验拾遗

（1）痛经（子宫内膜异位症）证

孙某，女。43岁，1986年4月20日初诊，病志号485。

病史与主证：14岁月经来潮。生育一胎，流产（人流）2次。自2年前始，经期愆后，每届经期，乳房胀痛，继则少腹冷痛坠胀，痛不可忍，服止痛药不能止，需注射强痛定或杜冷丁始可暂缓。曾经某院妇产科确认为子宫内膜异位症，行刮宫术治疗效不显，且经行不畅，色紫黑有块如筋膜，块下痛减而常淋漓不断，需用止血剂始止。下次经来仍如故，如此周而复始，恶性循环，病情日渐加重。已导致继发贫血，甚苦。平日伴有头眩耳鸣，纳呆食少，倦怠乏力，腰膝酸软，面色不华，眼周晦暗，舌质淡有紫气，舌下络脉淡暗细长，脉象细涩。

辨证：痛经伴有乳胀，少腹冷痛，经来有块色紫，血行不畅，淋漓不断，舌有紫气，脉涩，是肝郁气滞、胞寒血瘀

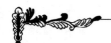

之证。

治则：疏肝理气，温经化瘀。

处方：当归 15 克、川芎 30 克、香附 15 克、元胡 15 克、官桂 6 克、炒小茴 7.5 克、五灵脂 15 克、炮姜 6 克、坤草 20 克、橘核 15 克，黄酒引，水煎服。

时值经前 1 周，进药 6 剂，此次经期，腹痛大减，但经水淋漓不断。处方：全当归 50 克、川芎 15 克、香附 15 克，黄酒引，水煎服。3 剂，日 1 剂。经水畅行，6 日血止，据云 2 年来本次月经最佳，既畅且痛减，按期而止。嘱其平日服加味逍遥丸，日 2 剂。经前 1 周按上法服药，经水不畅加服芎归汤 2~3 剂，按法治疗 3 个月经周期，病告痊愈。随访半年，一切良好。

按语：痛经大体说有虚、实二证。虚者阴阳气血不足，冲任脉虚；实者气滞血瘀，痰湿寒凝，冲任脉阻。但临床上往往虚实夹杂为多。本案证系肝郁气滞，胞寒血瘀，实多虚少，故方中用当归、川芎、坤草养血活血，祛瘀调经；香附、元胡、橘核疏肝理气，气畅则血行；小茴、官桂、炮姜温经祛寒，促进血行以定痛；配五灵脂既能行血止痛，又能止血调经。经行不畅兼用芎归汤加香附，理气化瘀以调经。平日服逍遥丸，意在疏肝理脾以调经。更妙在按时用药的周期疗法，经前用温经理气祛瘀药，重在调经止痛；经期用理气化瘀药，重在祛瘀生新；经后用疏肝理脾药，重在燮理内脏，调理气血，寓有治本之意。此种周期用药法，适用于妇科月经不调各证。

（2）经行吐泻（经期紧张症）证

杜某，女，20 岁。1987 年 1 月 21 日初诊，病志号 107。

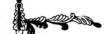

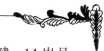

病史与主证：患者自幼体质薄弱，脾胃不健。14岁月经初潮，周期与经期基本正常。1984年夏月在经期前洗海水浴，引起经期错后，每届经前腰腹冷坠不适，经行呕吐清涎或夹食物残渣，日2~3次，同时少腹冷痛泄泻，泻下多水或溏便，日3~5行；经血色黯有小块不畅，伴有畏寒怕冷，倦怠嗜卧，肢软无力，纳呆食少，脘腹胀闷。一般经期3~5日，经尽后诸症渐缓解，约持续1周左右始止。下次经期仍如故，十分痛苦，影响学习和劳动。平日头昏脑胀，倦怠无力，食纳不振，身体日渐瘦弱。曾经某医院多次检查诊为"经期紧张症"，用中西医各法治疗无效。诊视病人，面色苍白不华，舌质淡有紫气，苔腻白滑，舌下络脉淡紫粗长。

辨证：因感受寒湿引发经行吐泻、经期延后、腰腹冷痛、经血色黯有块不畅，乃属寒湿外侵、胞宫血瘀之证。从病史及脉症所见，其人平素阳气不足，运化不健，因而寒湿与血滞不易消除而伏于血海，每届经行之际，冲任脉盛，伏邪受其冲激而诱发吐泻冷痛诸症。

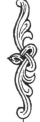

治则：经前治以温经祛寒、行瘀化湿；平日治以益气健脾、温中和胃。

处方：当归15克、川芎10克、赤芍15克、白术15克、茯苓15克、泽泻15克、姜半夏15克、炮姜10克、肉桂6克、炒小茴7.5克、元胡15克、五灵脂15克，黄酒引，水煎服，经前1周服药6剂。

1月28日复诊，药后经水来潮，吐泻未发，经血色红块少而畅，少腹冷痛大减，经行5日始尽。嘱平日参苓白术散合附子理中丸交替服用，经前1周服上方汤剂，按此法治疗3个月经周期。

当服至第 2 个月经周期自觉诸症消失，认为治愈而停药。停药后 1～2 个月经周期尚感良好，至第 3 个月经周期，则吐泻腹痛诸症复发如前。因而再来复诊，嘱按前法连续治疗 3 个月经周期。1988 年 6 月其母告曰：自上次遵医嘱治疗后，当月即见效，3 个月经周期治疗后，病已痊愈，至今未再复发，甚为感谢云云。

按语：经行吐泻一证多由脾虚所致。本案病由经期前感受寒湿之邪而发。"邪之所凑，其气必虚"，适值经期，寒湿内侵，胞脉受邪与欲动之血相合而成寒凝血瘀之变，伏于血海，临经行之时，随冲脉气盛上犯脾胃二经，影响脾胃升降，气机失调，胃气逆则呕吐，脾气陷则泄泻；胞脉血行不畅则少腹冷痛，痛作则寒瘀干扰吐泻更甚；当寒瘀随经行而下泄则诸症可暂缓，下次行经仍如故。因此，在治法上首当温经祛寒、行湿化瘀以除其因，方用当归芍药散健脾化瘀行湿，加炒小茴、炮姜、肉桂、元胡温经祛寒止痛，配五灵脂祛瘀生新，半夏合白术、茯苓、泽泻和中运脾以止吐泻。平日辅以附子理中与参苓白术温中祛寒、健脾渗湿以调其后天之本。按此周期疗法，标本兼顾而获痊愈之效。

（3）血枯经闭（席汉氏综合征）证

刘某，女。30 岁，1975 年 2 月 11 日初诊，病志号 207。

病史与主证：闭经已 2 年。患者 14 岁月经初潮，周期 28～30 天，经期 3～5 天。婚后 2 年怀孕，按期分娩，产后流血过多，曾用大量止血剂，延至 2 月余血始止。此后，常感少腹冷坠，倦怠无力，但饮食精神正常，未加介意。产后 1 年月经来潮，色暗量少，2 日即止，继则出现腰膝酸软，神疲乏力，短气懒言，食纳减退，并闭经 1 年未潮。曾去某医院经内、妇科检查，未发现异常病变，予以黄体酮对症治疗无效。体质日渐衰弱，纳呆食少，瘦弱乏力，背寒怕冷，渐则面黄无泽，精神憔悴，肌肤甲错，毛发脱落，尤以腋毛及阴毛为甚，性欲淡漠，白带全无，乳房萎缩，已停经2年。经某医院检查诊为"席汉氏综合征"，用中西医各法治疗无效。诊脉沉细无力，舌质淡暗无苔。

辨证：失血过多，营阴已亏，未能及时调理，累及脾肾；导致精血不足，阴阳俱虚，故见纳呆食少，精神憔悴，毛发脱落，背寒怕冷，性欲淡漠，乳房萎缩；止血留瘀，久病入络，因而肌肤不荣，肌肤甲错；终由精血亏损、冲任不盛而成血枯经闭。

治则：健脾益气，补肾填精，佐以化瘀。

处方：黄芪6钱、党参3钱、当归2钱、熟地4钱、枸杞子3钱、肉桂1钱、炒山药3钱、肉苁蓉3钱、巴戟天2钱、仙灵脾3钱、炒麦芽6钱，水煎服。另用酒军、土虫各等份研末，每剂6分，胶囊盛服，早晚各1剂。

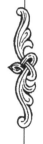

进药2周，体力见壮，食纳好转，守方又治2周，背寒怕冷、少腹冷胀消失。原方增减治疗1个月余，精神食欲恢复正常，皮肤已转润泽。毛发未再脱落，乳房萎缩已有改善。仍宗原法扶正以缓治，原方加量3倍（停酒军、土虫方）加紫河车粉4两、鹿角霜2两，每付2钱，日3次服。治疗约3个月，面转红润，乳房、毛发均复正常，已有白带，并感少腹轻微胀痛。脉沉细，舌质红无苔。此脾肾复健，精血渐充，有经水来潮之佳兆。处以汤剂，促其通经：当归1两、川芎3钱、香附3钱，黄酒引水煎服。进药3剂，阴道有少量淡红色分泌物排出。续进3剂，经水渐畅，色淡黄量较少，3日始止。经水已通，上药停服。嘱继服金匮肾

气丸日2剂以善后。通过以上治疗近半年月经完全正常，全身情况已复原，病告痊愈。

按语：闭经最早见于《内经》，称其为"不月"、"月事不来"、"血枯"，指出其病因为忧思郁结，伤其心脾，"失血过多，房劳过度，肝血亏损"，"寒邪凝血"，"胞脉闭……不得通"等等。观其病因病机不外虚实两类，但纯实、纯虚者较少，多为虚实夹杂。本案闭经，系由失血过多引发气血不足，精血亏虚，脾肾两虚，冲任不充导致血枯之经闭。由于阴虚气弱、止血留瘀、久病入络等因素，夹有寒凝血滞。治疗全过程大约分3个阶段，首先益气健脾、补肾填精以扶其本，佐以活血化瘀治标，通其冲任之脉。经过治疗病有起色，精血尚未充实，则转入第二阶段，扶正为主，以丸药缓图。经治经血渐充，有经血来潮之先兆，此时气血尚有瘀滞，冲任未通，有待养血活血调气以通冲任，促其经行。故药后经水来潮，量虽不多，已属经通。最后嘱其常服金匮肾气丸补其肾气，调其阴阳，作为善后之治亦属重要。诸法切合病机，故获满意效果。

（4）黄带（慢性盆腔炎）证

邱某，女，32岁，1987年9月10日初诊，病志号987。

病史与主证：经行腹痛、黄带时下6年多，平日带下量多，色黄而稠，有臭秽气味。伴有少腹两侧刺痛，腰膝酸痛，倦怠无力，口苦口粘，胸闷气短，经前乳房胀痛。曾经妇科检查诊为"慢性盆腔炎"，屡用中西医各法治疗不愈。舌质淡紫，苔白腻而滑，脉弦细。腹部柔软，少腹按之有块拒按。

辨证：带下色黄，量多质稠，有臭秽气，属湿热之候；

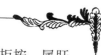

本案带下日久，伴有少腹刺痛，乳胀，少腹有块拒按，属肝郁气滞、夹湿夹瘀之证，非纯湿热之患。

治则：理气活血，除湿软坚。

处方：香附 15 克、橘核 15 克、荔核 15 克、丹参 15 克、赤芍 15 克、郁金 10 克、川楝子 10 克、元胡 15 克、忍冬藤 30 克、生薏米 20 克，水煎服，日 1 剂，早晚分服。

9 月 17 日复诊，进药 3 剂，腹痛大减，黄带减少。又进 3 剂，黄带变浅而少，腹痛已止，臭秽气除，效不更方，又进 6 剂，诸症消失，腹部包块触不及，舌淡红，苔白薄，脉缓。嘱停汤剂，口服丹栀逍遥丸 1 周。适值经水来潮，未见乳胀、腹痛等症。经尽后 1 周，有少量黄带，腹微痛，照前方又服 6 剂，诸症消失。嘱下次经后，原方去郁金、忍冬藤，再服 6 剂。如此治疗 3 个月经周期，不仅黄带转透明白带，且无腰腹痛诸症，痛经、乳胀亦告痊愈。

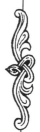

按语：带下病内与脾、肾有关，多属湿邪为患。证有虚实之辨，邪有寒热之分，黄带量多质稠有臭秽气多属湿热证，然病久者多有气滞夹瘀之兼。本案黄带，少腹刺痛，有块拒按，经前乳胀，苔腻脉弦，属肝郁气滞、夹瘀夹湿之证，故治以理气活血、祛湿软坚之法。方中香附、橘核、荔核、川楝子疏肝理气止痛，丹参、赤芍、郁金、元胡活血化瘀软坚，配忍冬藤清热解毒，合生薏米渗利湿邪，二药合用为清热利湿、解毒消肿的特效药，配伍于疏肝理气、活血化瘀剂中，具有"消炎"的特殊功效。

（5）滑胎（习惯性流产）证

朱某，女，29 岁。1958 年 1 月初诊，病志号 102。

病史与主证：病人已滑 3 胎，每次受孕 3～4 个月无任何诱因而流产，曾用中西医各法保胎均无效。近期第 3 次流

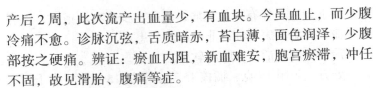

产后2周，此次流产出血量少，有血块。今虽血止，而少腹冷痛不愈。诊脉沉弦，舌质暗赤，苔白薄，面色润泽，少腹部按之硬痛。辨证：瘀血内阻，新血难安，胞宫瘀滞，冲任不固，故见滑胎、腹痛等症。

治则：活血化瘀，温经祛寒。

处方：当归3钱、川芎1钱5分、赤芍3钱、小茴香1钱5分、炮姜1钱、元胡3钱、肉桂1钱、灵脂1钱、蒲黄3钱、坤草3钱，黄酒引，水煎服，日1剂。

服药3剂，少腹痛止，遂停药。逾月经水来潮，仍有小块，少腹冷痛下坠，上方又服3剂，痛除停药。当年4月受孕，孕后2个月，腰部酸困，少腹下坠，因恐流产再来就诊。脉象沉细尺弱，舌淡红无苔。脉症合参，此为瘀去正虚之候，当予益气养血、调补肝肾，以固冲任胎元，泰山磐石散加减：黄芪3钱、党参3钱、白术3钱、当归3钱、川芎2钱、白芍3钱、熟地3钱、山药4钱、菟丝子3钱、川断3钱、阿胶2钱、黄芩2钱，水煎服。每月按法服药4~5剂，至7个月停药。当年冬月顺产一男婴，取名宜冬，母子均安。后追访，1960年又顺产一子，一切良好。

按语：本案先后滑胎3次之多，每怀孕3~4个月即无故而流产，因名曰滑胎，即现代医学所谓之习惯性流产。考滑胎之因不外肝肾亏损、冲任不固。造成此因者甚多，常见有：房室不节，肾虚不能系胎；外感温邪，热扰冲任以致胎气不安或迫血妄行；跌仆闪挫，损伤胎元；尚有气滞血瘀，胞脉瘀阻，胎失所养而流产者。凡此种种，皆可导致冲任不固而流产。安胎之法，应以祛病为主，安胎为辅，治病是治其本，病去胎自安，但又要注意滋养肝肾，补益冲任，使胎元稳固，这样才能做到治病安胎的效果。本案初用少腹逐瘀

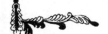

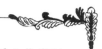

汤，因其脉症有瘀滞之象，恰又在流产之后，是活血化瘀的良机，经水来潮后，尚有瘀滞未尽之征，仍以活血化瘀治之，此即治病为主之法也。盖瘀血得去，新血得安，为下次保胎扫除了障碍，此治法之第一步；待怀孕后，瘀滞已去，则应治以补益气血、滋养肝肾，以稳固胎元，采用了泰山磐石散加减，补益气血，固摄冲任，安胎保产，此即安胎为辅之法也。因先后治法得当，所以收到安胎保产之功，使胎孕足月顺产而生。详查患者过去所用之补益气血安胎中药不效者，皆因瘀滞不除之故也。设本案不先活血化瘀治本，只有补益气血、滋养肝肾保胎，恐难收此效。虽曰"磐石散"亦难稳如"泰山"。自此次顺产后，"邪去正安"，故1968年又顺产一子，母子均安。

（6）产后发热（产褥外感）证

姜某，女。30岁。1970年5月26日初诊，病志号501。

病史与主证：产后半月，突患外感，身发冷热，头痛、关节痛。自服生姜红糖水，盖被发汗，汗后仍不解，又连服扑热息痛片2片，以致大汗淋漓，口渴引饮，烦躁不宁，病家认为上乃产后瘀血不净所致，自服生化汤加芥穗、防风，服药后口渴更甚，欲饮冷，壮热不退，汗出如炊蒸，热盛灼手。遂来邀诊：脉洪大而数，舌苔黄燥，口有臭气，扪其肌肤蒸手，面红而垢，体温39.6℃。

辨证：产后阴血大伤，复感外邪，治不合法，重伤气阴。邪热乘虚而入里，已见阳明热实证。

治则：清解里热，补益气阴。

处方：生石膏2两、知母3钱、党参5钱、生山药5钱、甘草2钱，水煎服，2剂。

5月28日复诊，进药1剂，口渴稍减，壮热渐退（体温38.2℃），汗出减少，2剂药尽，诸症大减，效不更方，续进2剂，汗热诸症霍然而愈。停药调养数日，病告痊愈。

按语：医家有产后"宜温不宜凉"之说，此谓一般常法。遇有实热病证，当不受此限。《内经》有"有故无殒亦无殒也"之论，《金匮要略·妇人产后病脉证治》有"大便坚，呕不能食，小柴胡汤主之""病解能食，七八日更发热者，此为胃实，大承气汤主之"之例，今病人壮热口渴，烦躁汗出，脉洪大而数，舌苔黄燥。病初多次发汗劫津，大伤气阴，复投生化汤加祛风之品，以致病反增剧。本着有是证用是药之原则，只要辨证准确，药证相合，虽产后病，亦无所虑。且方中生石膏并非极量，又有党参、生山药补气健脾以扶正，故敢大胆用之，果然药到病除，身和脉平。

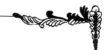

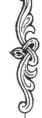

诊余漫话

一、三言两语谈治学

研究任何一门学问，都要讲究治学之道，学医者亦不例外。我这里只是简单谈谈如何做一名好医生，除医风医德外，在学术上最基本的要做到两点，一是打好理论基础；二是不断提高临床水平。

如何打好理论基础？我认为主要从多读、多记、多用入手。对"四小经典"要熟记死背，能诵之如流，做到在理解基础上死记，在实践中加深理解；对"四大经典"要以实用为主，选学精读，明其理，知其要，有些章节警句要铭记在心，做到脱口而出。

对待不同的学术观点，要立足于实践，不能人云亦云，以偏概全；更不能脱离历史实际强求责备，否定一切。要验之实践，择优而从，将前人的经验化为己有。这样日积月累，不断学习、不断深入，自能登堂入室而达顶峰。

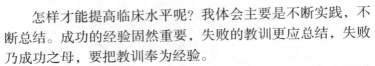

　　怎样才能提高临床水平呢？我体会主要是不断实践，不断总结。成功的经验固然重要，失败的教训更应总结，失败乃成功之母，要把教训奉为经验。

　　同时要不断向别人学习，除向书本学习外，还要向同道学习，向群众学习，古语说"三人行必有吾师"，确是至理名言。学人之长，补己之短，做到这一点，并非易事，贵在不耻下问，才能真正学到别人的长处，哪怕是只言片语、点滴经验都有可学之处。"文革"期间我到农村，就向农民和"赤脚医生"学到不少有效的治病方法。此外，对一些行之有效的专病专方亦应学习掌握，因它本身包含着辨证施治的内容。

　　另外，临床医生还要注意以下几个问题。刚入临床不久的医生，容易出现两种情况，当临证顺利治好一些疾病的时候，容易沾沾自喜而不求甚解，此时要注意防骄破满，以免停滞不前；当遇到久病痼疾难治的病人时，又往往急于求成，本来辨证治法都是正确的，因难以速效而朝令夕改，结果欲速而不达，自己乱了阵脚，越走越远，以至贻误病情，甚至造成严重后果。一些慢性痼疾其来也渐，其去亦缓，切忌"盲动"，要通常达变，因证施治，水到渠成，才能使病霍然。

　　临床日久的医生，积累了一些经验，最易将一得之见以应万变，犯经验主义。对疾病要有全局观点，自始至终都要四诊合参，贯穿辨证施治，切忌主观臆断以偏概全。遇急症大病，更应沉着审辨，心小胆大而有果断，不能顾此失彼，犹豫不决，延误病情。对经方时方的运用，不能有门户之见，当以辨证为准，只要辨证合拍，施治得当，都是用之有效的方法。

　　做到以上这些，自然就能不断提高临床水平。

　　还有一个问题，是当代中医面临的一个新问题，即如何处理好辨证与辨病的关系（不包括中医自身的辨病），这个问题很复杂，有理论上的问题，有临床实际问题，这里不想从理论探讨，着重从临床实际谈谈，如肾炎病人，经治水肿消退，临床症状已愈，但尿化验仍有蛋白、管型；肝炎病人无任何自觉症状，但肝功能有变化，或乙肝表面抗原不能转阴；再如萎缩性胃炎，经治临床症状消失，但复查胃镜，胃黏膜组织病变未改变等，诸如此类情况很多，应怎样对待？病人无自觉症状，辨证当从何入手，确是一个新问题。我个人认为首先要重视疾病的客观存在，其次辨证工作可以从两方面入手，一是虽无自觉症状可辨，然而脉象、舌诊、神态、色泽仍有可辨之处，特别是舌象（含舌下脉诊）和脉象常有据可察；二是结合体质、病史分析病机或其他兼症，亦有可辨之处，从而为审证立法、处方选药（可采用专病专方）找到根据而获得根治之效。

　　以上一些不成熟的看法，可供自学成才和在职提高的中医同道参考。

二、精勤博采笃于行

　　李寿山主任医师临证 50 余年，学验俱丰。一生崇尚《礼记·中庸·博学》中的名言："博学之，审问之，慎思之，明辨之，笃行之。"多年来，在浩瀚的医海中泛舟采贝，集古今之说，参以己见，从而形成了李氏独特的治学经验和方法。

1. 博学精读奠根基

　　李老师尝谓：博学之博有两层含义，其一是指医学的交

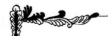
叉学科等周边知识。中医经典著作内容广博、深奥难懂，囊括了医学、哲学、文学、天文、地理、数学、冶炼等诸多学科的知识。对于一个学医者来说，若要登堂入室，探赜索微，必须具备坚实的古文基础和博学多识的文化素养，包括掌握一定的现代自然科学知识，以开拓视野，启迪思路，此乃基础之基础。博学的另一个含义是指医学专业知识要广博。学习中医要先易后难，从流溯源，由约到博，由博返约。具体方法是从《医学三字经》《汤头歌诀》《药性赋》《濒湖脉学》及《医宗金鉴》等门径书学起。要熟读背记，诵之如流，在理解基础上背记，在实践中加深理解，从而做到临证时胸中有方有药，"医必有方"此之谓也。仅此尚远不足，方药乃兵器，驾驭兵器者乃医生。医生倘无立方之法度，岂能识方深切，用方熨贴。若要做到"医不执方"必须精读深思"四大经典"，其中重点章节要归纳分类笔录之，精读之、心悟之、铭记之，明其理而知其要。在此基础上，泛读浏览各家学说，尤其金元四大家及明清温病学说等，以博其学，以补经典之未备，从而组成立体的金字塔式知识结构。"熟读王叔和，不如临证多"，只有多临证，增加阅历，丰富感性认识，才能消化吸收理性知识；从浩瀚的医书卷帙中释疑摘珠，从各家学说中择优服膺，才能由博运精、由博返约。

2. 三勤三忌两枢要

李先生认为为医读书贵在三勤，即勤学、勤思、勤札记。业精于勤，非勤学而不能钩深致远；行成于思，非勤思而不能达高入微；学贵于博，非勤札记不能博学多闻，所谓书读百遍，其义自诠，勤学深思始能理解书中真谛。除要向

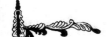

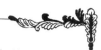

书本学习外，还要向同道学习，切磋析疑。向群众学习，博搜广集散在于民间之偏方、验方，哪怕是片言只语、点滴经验也都需要札记无遗，甚至是患者自身的感受体会，也会给医生以启迪。

勤学固属重要，学而不思则疑阂实繁，只有潜心静思才能余音绕梁。如临床诊治现代医学之"萎缩性胃炎伴肠上皮化生及异型增生"的病人，联想到《伤寒论》中痞证，思其脾虚胃弱、寒热错杂导致了心下痞满，进而由气及血而病气滞血瘀，形成癥结而出现"肠上皮化生""异型增生"等癌前病变，从而悟出"补中消痞汤""和中消痞汤"以及"清中消痞汤"，临床观察多年，疗效颇好。所谓"旧书不厌百回读，熟读深思子自如"（苏轼《送安惇秀才失解西川归》）是也。

治学临证有三忌，曰忌骄、忌急、忌随。常云：为医大病在于骄和急，更患无疑毁于随。无论新老医生，每每临证顺利治好一些疾病时，就容易拘泥于一得之见而产生沾沾自喜、不求甚解的骄满情绪。满而外溢则不能虚怀若谷，乐群为怀，学业就会停滞不前。

古人所言治学"必经过三种之境界""甚非速化之术"，均告诫为学者，必循序而能渐进之理。所谓"读书求精不求多，非不多也。惟精乃能运多，徒多徒烂耳"（郑燮《自序》）。临证治病亦是如此，不可急于求成。往往遇有棘手的沉疴痼疾，久治不愈。因慢性痼疾其来也渐，其去亦缓，辨证施治虽已正确，因难以速效而朝令夕改，结果欲速反不达，致贻误病机，甚至造成严重后果，既已对证准确，就要守法守方，一气呵成。

孟子云："尽信书，不如无书。"读书不疑，人云亦云，

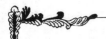

难成大医。把书视为固定的僵化模式去读死书，按图索骥，不能圆机活法，通常达变，其本身就是与中医理论辨证论治这一精髓南辕北辙的。诚然各种疾病都应该有，事实上也已经有了规范而完整的疾病证型模式图，然而疾病证型是人们对疾病一般特征认识的概括和总结，有其确定性，亦有其非确定性，是要随着疾病本身的变化和人们对疾病认识的不断演化而修正完善。客观地说，人们对疾病的认识水准也是受社会历史条件、知识和实践水平、技术设备和手段方法等诸多因素影响的。因此，对古人所论不应良莠不分，兼收并蓄，应持科学态度衡定之。既不污古人之用心，又不负古人之苦心。具有质疑思维的实践家，才能大胆地进行创造性的探索和思考，敢于突破现有的、传统的、经典的、权威的学术观点和理论框架，从而发现疾病的新规律。

医者成功之道是：学习要三勤，治学有三忌，而临证有两枢要。所谓枢要者，即方法也。医学科学方法是在医学认识活动中探索未知规律的主观手段，是到达科学彼岸的桥梁。医之所患患方少，方者，非专指处方而言，乃广义的方法也。辨证思维方法是理论思维的一种形式，是中医学方法论最根本的要点。掌握科学的认识论和方法论是学好中医学的关键所在，这是第一枢要。第二枢要是标新立异的创新思想。继承是基础是前提，发展是升华是结果，二者并行不悖而相得益彰，古今并蓄，中西合璧，熔旧创新是历史的必然。创新有两个含义，其一是古方新用，化裁创新，师其意而泥其迹；其二是以创新思想解决当代中医面临的新问题，诸如某些临床无症状而尿中有蛋白之慢性肾炎病人；无自觉症状而肝功有改变，或乙肝表面抗原阳性者等等，均应更新观念，寻找新途径以解决之。

3. 医海无涯恒作舟

成功的"秘诀"是什么？李老师认为：那就是勤奋加方法，"恒"字贯穿始终。业医必持恒，恒心、恒学、恒行也。"恒，德之固也"（《易经·系辞下》），持之以恒，锲而不舍，乃人之可贵心理素质。顽强的意志修养，执著的信念追求，坚韧的学习态度是成功之先决条件。

李老师酷爱读书，珍惜光阴，常谓人生有涯知无涯，稍纵即逝。为了专心学医放弃了诸多爱好、诸多机遇。至今仍孜孜不倦，上下求索。有时为了探究一个问题，可以鸡鸣而起，可以通宵达旦攻读不辍，直至豁然领悟、疑窦释然而止。

知识源于实践，实践又是检验理论的客观标准。因此，李先生敏于实践而躬于行，始终几十年如一日坚持门诊查房会诊，通过临床观察，进行科研、教学，并验证所学的理论。例如《伤寒论》厥阴篇357条之麻黄升麻汤，历代医家对此方多持怀疑态度，认为方药杂乱，非仲景之方，因而弃之不用。李老师验之临床，凡具有清阳被郁、虚火妄动而见上热下寒诸症者，随证加减，常获奇效。正所谓"力行而后知之真"（《四书训义》）。

（白长川　李小贤）

三、学习仲景学术的几点体会

仲景的学术思想，从整体讲，记述于《伤寒杂病论》，它是我国现存最早的一部具有理、法、方、药和辨证论治的重要中医典籍。历经1700余年而不衰，至今仍有效地指导着中医的临床。因此，历代医家均将《伤寒杂病论》奉为圭臬，作为学习中医的必读之经典著作。医圣张仲景"感往昔之沦丧，伤横夭之莫救，乃勤求古训，博采众方，撰用《素问》《九卷》《八十一难》《阴阳大论》《胎胪药录》，并平脉辨证"，结合自己多年的临床经验，发奋著述，写出了千古永存的医经——《伤寒杂病论》。总结了汉代以前的医学成就，为中华民族的医学史增添了光辉的一页。从其自序中可知，现行之《伤寒论》和《金匮要略》两书原为一体。《伤寒论》一书主要是阐述多种外感疾病的专著，它以六经辨证为主；《金匮要略》论述了内科杂病，也涉及外科、妇科、杂疗方和食物禁忌等内容。伤寒是感邪为患，变化较多，故治疗以祛邪为主，祛邪亦即安正。内伤杂病则是本脏自病，传变较少，治疗以扶正为主，扶正亦即祛邪。尽管二者有别如此，但仲景在论述外感伤寒中亦有论及杂病的内容，在论及内伤杂病中亦有外感病之论述。说明外感易引致内伤杂病或诱发杂病宿疾，杂病之体也易感受外邪侵袭，故仲景将伤寒与杂病合而论之。在治疗方面，仲景采用内治与外治兼施之法。内服方剂可以汗、吐、下、和、温、清、消、补八法概之，剂型有汤、丸、散、酒等。外用药剂有熏、洗、熨、敷、导，除用药物治疗外，还采用了针灸（温针、灸、火针等）、水攻及熨法。另外，对饮食调养、病后护理、药物炮制配方、煎法服法及药后反应等均有明训。

　　之所以历代医家对张仲景推崇备至，称他为医圣，就是因为《伤寒杂病论》具有很高的科学价值，其科学价值又来源于他的实事求是的科学作风。书中所论内容并非皆是成功之谈，而是经验与教训并蓄，提示医者对误诊漏诊及误治均应予以高度重视。如《伤寒论》原文第6条就明以示戒："一逆尚引日，再逆促命期。"

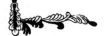

总之,《伤寒杂病论》自问世迄今,竖越千余载,横涉诸国界,以其强大的生命力显示了中医学的科学性,其辨证论治的学术思想至今仍有效地指导着临床。简述如下:

1. 六经辨证析原 综合辨证法

分析与综合是指个别与一般、局部与整体、现象和本质联系的逻辑方法,是由感性认识达到理性认识的重要思维方式,二者相辅相成。综合辨证法是仲景学说理论体系形成和发展的重要思维方法。仲景遥承并延用了《素问·热论》中六经之名,结合自己多年的临床实践,运用分析综合法,赋"证"以崭新的概念。仲景的六经辨证是对多种外感热病的共同特性及整体联系的综合辨证,从而对证的病因、病机、病位、病性、病势、病症及病征等诸多因素作出综合的诊断和治疗。如桂枝汤证是风寒袭表、营卫不和。反映了该证的病因是风寒,病位是营卫,病势在太阳之表,病机是营卫不和,病性是表虚寒证,病症是发热、汗出、恶风、头项强痛,脉浮缓。因此,用桂枝汤辛温解表、调和营卫。

首先,仲景运用纵向的分析和综合法,宏观地从整体的高度上把握疾病的本质和变化规律。列宁在《哲学笔记》中指出:"如果不把不间断的东西割断,不使活生生的东西简单化、粗糙化,不加以割碎,不使之僵化,那么,我们就不能想像、表达、测量、描述运动。"仲景正是运用了思维中的解剖刀对运动变化的疾病进行了时间和空间上的有序化的切割,经过从整体出发再到局部的系统分析后,把所获得的客观资料,再从新的高度、角度将其纵向地综合。在《伤寒论》中仲景将外感疾病纵向地综合为六大病理层次即六大病证,太阳病→阳明病→少阳病→太阴病→少阴病→厥阴病。

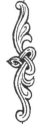

太阳之为病，可以表现出发热，恶寒或恶风，汗出或无汗，头痛身痛，腰痛，骨节疼痛，项背强直，鼻鸣干呕，喘息，舌苔薄白，脉浮紧或浮缓等诸多症状。然而，何为其主症？何为其或然症？张仲景在纷杂众多的症状中，经过分析，综合出三大主症，即"脉浮、头项强痛而恶寒"定为太阳病提纲。同样，阳明之为病，可以表现出身大热，汗大出，口大渴，脉洪大，或见潮热，谵语，腹满痛，烦躁，不大便，舌红苔黄，脉滑疾等症状，但孰主孰次，难以定论。仲景在直观的水平上，观其外而知其内，透过现象识本质，通过分析诸症，综合出"胃家实"三个字为阳明病之提纲。胃家者，胃肠也；实则邪气盛也。邪入阳明，从燥化热，邪热充斥脏腑内外，弥漫于经则表现出四大证，与宿食糟粕相搏结于肠间，腑气不通则表现出痞满燥实坚。胃家实反映出阳明病之病因、病位、病机、病性、病势的实质，反之，若用某些脉症来描述，则难以表达其实质。其他如少阳之为病，太阴之为病，少阴之为病，厥阴之为病，皆能恰到好处地准确表达其提纲。与《素问·热论》中的六经证候较之，《热论》中的三阳经症状都是仲景说的太阳证，三阴经症状都是仲景说的阳明承气汤证。而仲景说的少阳证和三阴证，《热论》中则无，正如柯韵伯所评："《热论》之六经（三阴三阳）专主经脉为病，但有表里之实热，并无表里之虚寒；但有可汗可泄之法，并无可温可补之例。仲景之六经，是分六区地面，所谈者广，凡风寒湿热，内伤外感，自表及里，有寒有热，或虚或实，无乎不包。"经过仲景综合辨证后的六经，已不再是《素问·热论》中六经那样的简单概念和层次。而是一个崭新的、寓意深刻的、立体的辨证论治理论体系。

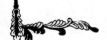

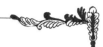

在《金匮要略》中，仲景运用病与证相结合的脏腑辨证法，恰到好处地将杂乱的内科疾病进行了分析综合，对40多种常见的多发的杂病进行了综合辨证。首先，根据各种疾病的本质特征和差异进行归类，纵向地综合为25篇，然后，把本质上有联系的各种病证有机地综合为一体，再进行横向地综合辨证。其纵向的综合辨证也是有着一定的规律可察的。如：

①病因病机相类而综合为一篇进行辨证：如《痉湿暍病脉证治第二》，因三者均由外邪为患，病之初起有发热恶寒等肌表证候。再如《中风历节病脉证并治第五》中的中风、历节两种疾病，由于二者均属于广义风病之范围，皆因正气亏虚、外束风寒所致，且病变多表现在肢体，故综合二病于一篇进行辨证论治。

②病位相同而综合为一篇进行辨证：如《肺痿肺痈咳嗽上气病脉证治第七》中的喘咳上气、肺痿、肺痈三病，虽然病因和发病机制各有不同，证候亦各异，但皆属于肺部病变，且病理变化也存在着相互联系和相互转化的关系，故综合为一篇进行辨证论治。再如《呕吐哕下利病脉证治第十七》中的三种病证，虽然三者的病因病机及证治各异，然而其病变部位皆在胃肠，将其综合在一篇论述之，旨在系统地论治脾胃病。

③症状相同而综合为一篇进行辨证：有一病成篇而专题综合辨证的论述。如《水气病脉证并治第十四》根据水肿之表里上下而分为风水、皮水、正水、石水及黄汗五种类型。又据病因、病位和症状而有心水、肝水、肺水、脾水、肾水及水分、血分和气分之别。此皆同源而异流，有着密切的内在联系，故综合为一篇辨证。又如《黄疸病脉证并治第

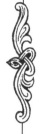

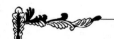

十五》将其各种不同病因所引起的发黄证候皆囊括于此篇进行综合辨证。总之，仲景在收集和获取大量的经验事实和间接材料的基础上，进行了创造性的思维，使内科杂病形成了纵向的综合辨证体系。

其次，仲景又运用了横向的分析辨证法，在同一层次中寻觅各种病例，积累了大量临床资料，研究了多种治疗措施及误治后变证的救逆方法。在《伤寒论》太阳病的表证层次中，经过全方位、多方面的分析，进而又综合出表虚、表实之经证；蓄水、蓄血之腑证；汗、吐、下、火逆误治所致变证17种，又有太阳病类似证辨治4证，桂枝汤禁例3条，麻黄汤禁例9条等，论述颇为详尽。疾病的传变发展错综复杂，仅在太阳病经证中就有若干兼症表现，如太阳病兼项背强几几，有汗者用桂枝加葛根汤，无汗的用葛根汤。宿有喘疾又感风寒或下后微喘者，用桂枝加厚朴杏子汤；外有表邪，内有郁热，不汗出而烦躁者，治以大青龙汤发汗清里热；外有表寒，内有水饮，干呕发热而喘咳者，治以小青龙汤外解表邪，内散水饮。若太阳病延久失汗，或汗不如法，邪郁正虚，寒热如疟，日数度发者，既不适于单用桂枝汤，又不适于单用麻黄汤，则有麻桂各半汤、桂枝二麻黄一汤、桂二越一汤三方，随证取之。诸如阳明病、少阳病、太阴病、少阴病、厥阴病之横向综合辨证亦论之精详切当。

在《金匮要略》中，仲景对同一疾病或同一篇中的病证也采用了横向的综合辨证法。同一疾病和证候，由于人的体质不同，病因病机以及病位的差异，兼症、变证、失治、误治之有无，在辨证上也要泾渭有别。如《黄疸病脉证并治第十五》中，仲景对黄疸病经过深刻地分析综合后，把因湿热、寒湿、火劫、燥结、女劳、虚劳等各种不同病因的发黄

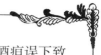

证候以及兼有血瘀、兼有肝郁和误治变证致哕，酒疸误下致成黑疸等等，皆予以广泛而详尽的横向综合辨证。

经过仲景的综合辨证，40余种杂病井然有序，真可谓病杂而治不乱。同时，也为后世之症状鉴别诊断学开了先河，对中医的脏腑辨证形成和发展奠定了坚实之基础。一言以蔽之，仲景之以病为纲、以证为目的综合辨证法，一纵一横，经纬分明，条分缕析，一目了然。医圣张仲景的巨著《伤寒杂病论》第一次实现了中医学理、法、方、药的大综合，从此奠定了我国医学辨证论治的科学原则。

仲景的综合辨证观是以分析为基础的，多方面地深入分析局部，全方位、阶段性地综合整体，并使之有机结合。统观疾病之始终，方能认识和把握临床的实质，从而更好地驾驭其传变规律，并予以防治之。

2.邪正盛衰归趋 动态辨证法

仲景在探索疾病的本质和发生、发展、转化规律中，运用了运动传变的理论方法，创立了六经辨证和病证相结合的脏腑辨证体系，从而为中医学辨证论治奠定了整体联系和系统分析的方法论基础。

《伤寒论》依据病证的病因、病位、病机、病性、病势、病症之不同，将外感热病划分为太阳病、阳明病、少阳病、太阴病、少阴病、厥阴病。使其辨证有层次可分，有规律可循。即由浅入深、由轻至重的纵向动态传变和同一层次的横向动态发展，从而使诊断和治疗有其规律性和预见性。

（1）动态辨证法的客观依据

仲景以邪正盛衰消长作为动态辨证的客观依据。邪正斗争贯穿于疾病发生、发展、变化过程的始终，邪正盛衰消长

是仲景发病学和病机学的基本观点。邪正盛衰是指在邪正斗争的某一阶段上，邪正双方力量对比的状况，邪正消长则是说明疾病的转归。邪正盛衰是邪正消长转化的原因，邪正消长转化是邪正盛衰的表现形式。如果邪盛正衰，则导致疾病的发生，并由表入里、由阳入阴地发展。如果正胜邪退，则其病由里出表，由阴转阳，疾病向愈。弄清邪正盛衰消长就能寻求到仲景的疾病观。因此，邪正盛衰是《伤寒杂病论》辨证论治最关键的内核。

（2）动态辨证法的转化规律

六经为病，是脏腑经络气化活动在邪正斗争中的动态变化反映，其传变运动尽管十分复杂，然而，也是有其规律性的。传变规律反映了疾病的阶段性和整体性，从而为临床治疗学提供了理论依据。《伤寒论》中有传变、直中、两感、合病、并病、坏病等表现形式。

〔1〕传变：传者，传经之意，指病情循一定规律发展。变者，变证之意，病情变化超越了一定规律。两者是两个不同的病理转化过程，都需要观其脉症，随证治之，即改变原来的论治方法，故后人统称二者为传变。盖因人之正气强弱不同，感邪轻重有别以及治疗得当与否，疾病发展过程中必然要有一般的或特殊的传变方式。根据证候演变过程之不同，传变又可分为如下几种：①循经传：疾病在六经范围内，循着一定的方向转化，即按着六经的排列顺序逐一传变，如由太阳→阳明→少阳→太阴→少阴→厥阴，其中任何一个传变过程都是循经传。一般来说，循经传表明疾病由表入里、由浅入深、由实转虚的逐步发展趋向，也是疾病的自然转归。如果病人正气充沛，治疗得当，传变亦可在某一过程中终止，未必尽传。②越经传：指疾病不按六经顺序，而

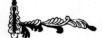

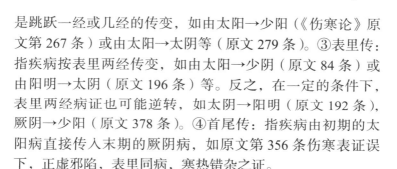

是跳跃一经或几经的传变，如由太阳→少阳（《伤寒论》原文第267条）或由太阳→太阴等（原文279条）。③表里传：指疾病按表里两经传变，如由太阳→少阴（原文84条）或由阳明→太阴（原文196条）等。反之，在一定的条件下，表里两经病证也可能逆转，如太阴→阳明（原文192条），厥阴→少阳（原文378条）。④首尾传：指疾病由初期的太阳病直接传入末期的厥阴病，如原文第356条伤寒表证误下，正虚邪陷，表里同病，寒热错杂之证。

[2]直中：指外邪不经过太阳之表，直接进入三阴经的发病形式。如原文第322条："少阴病脉沉者，急温之，宜四逆汤。"即是寒邪直中少阴经所引发的四逆汤证。

[3]两感：指感受外邪而引起的互为表里之两经同病。如301条："少阴病，始得之，反发热脉沉者，麻黄附子细辛汤主之。"

《伤寒论》文中虽未明言直中和两感，但两者均是以正气虚弱为主要原因的邪正消长转化形式，症状亦比一般传经之病为重。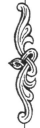直中正气虚弱较甚，卫阳已无抗病于外之力，外邪可直入三阴。初起并无太阳表证和其他经的症状，一病即出现三阴经之症状，病急症重，故汪友苓说："此（指323条）寒邪深中于里，殆将入脏，温之不容以不急也。少迟则恶寒身蜷，吐利躁烦不得卧寐，手足逆冷，脉不至等死证立至矣，四逆汤之用，其可缓乎。"对比而言，两感则正气虚弱而不甚，卫阳尚有抗于外之力，治疗上可表里同治，温阳发汗，如301条、302条。

[4]合病：指两经与两经以上同时发病。如32条的太阳阳明合病；224条、219条的三阳合病即是。由于三阳皆为阳、热、实证，所以三阳合病即邪热燔炽，充斥于表里上

下而见腹满身重，难以转侧，口不仁，面垢谵语遗尿等症。

[5]并病：在邪正斗争中往往一经之证未罢，又出现另外一经之证候，称为并病。如第142条论述的太阳少阳并病，太阳病的头项强痛未罢，又出现了少阳病的眩冒，时有结胸、心下痞鞕等症。第48条的"二阳并病"，即太阳病未罢阳明病证又起。第142条、第150条、第171条的太少并病皆是如此。

合病与并病是以邪气盛为主要原因的邪正消长转化形式，因此《伤寒论》有明文者仅见于三阳篇。其实广义的合病亦应包含表里两经同病之"太少两感证"，广义的并病亦应包含有传经之概念。两者比较，合病属原发，其势急骤，并病多属续发，其势较缓。

[6]坏病：系指因误治、失治或身体正气衰弱，使病情恶化，阴阳无复纲纪，出现错综复杂的变乱证候，难以六经证候命其名者。如原文第16条："太阳病三日，已发汗，若吐、若下、若温针，仍不解者，此为坏病。桂枝不中与之也，观其脉证，知犯何逆，随证治之。"第153条、第160条亦属此类范畴。前面所述之传经、直中、两感、合病、并病皆有规律可言，而坏病则无规律可循，是疾病之特殊性和可变性的表现形式，治无定法，故需"观其脉证，知犯何逆，随证治之。"仲景在《金匮要略》中，对内科杂病的动态传变规律也举例说明，并作出了原则性的提示。如《脏腑经络先后病脉证第一》篇中的第一条，便开宗明义地指出："夫治未病者，见肝之病，知肝传脾，当先实脾，四季脾旺不受邪即勿补之；中工不晓相传，见肝之病，不解实脾，惟治肝也。"仲景运用脏腑经络相关说，解释了肝病传脾的客观规律，并告诫医者必须从整体出发，治其未病之脏腑，以

防止疾病之传变。

（3）动态辨证法的预测性

仲景继承《素问·热论》的传变学说，根据临床的大量实践观察，对外感热病客观地提出了预测。

任何事物都是在运动中发展变化的，而且必然有其规律性，外感热病亦然。首先，《伤寒论》总结归纳出六经病在昼夜之中趋于缓解、痊愈的时间。原文第9条："太阳病欲解时，从巳至未上。"太阳经为阳多阴少经，巳午未时正值日处中午，太阳经被寒邪郁遏之阳气，可得天阳之助而宣发，故其病欲解。原文第198条："阳明病，欲解时，从申至戌上。"申酉戌时，乃日晡时，阳明经气旺于日晡时。由于阳明病是阳盛阴伤，恰值日晡为阳气趋衰而阴气渐盛之时，体内之阴津亦随之生，阳热之邪亦随之退。人应天时，阴津来复，经气当旺故欲解也。原文第272条："少阳病，欲解时，从寅至辰上。"寅卯辰时乃阳气初生渐盛，阴气渐降而衰之时，少阳经如春生之气，得时之助，故病有欲解之机。原文第275条："太阴病，欲解时，从亥至丑上。"亥子丑时乃阴气最盛，物极必反之时，阴消阳长。阴极于亥，阳生于子，丑时阳气已增。太阴脾经为阴中之至阴，阴得阳生故病将要缓解。原文第291条："少阴病，欲解时，从子至寅上。"子丑寅时乃阳长阴消之时。少阴本属阴盛阳少之性，此时也属阴盛阳少之时，故经气得当旺之时气相助，顺其势则病将要缓解或有向愈之机。原文第328条："厥阴病，欲解时，从丑至卯上。"丑寅卯时乃阴气欲退未尽、阳气初生未盛之时，中见少阳之气，病易由阴转阳，由里出表而解。人身阴阳，合于大自然的气候，故六经病均多随其主气而缓解或向愈。

以上六经病欲解时之六条，今人应客观地历史地评价。

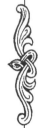

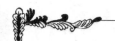

欲者，将要也，寓有可能之意，并非绝对、一定的意思。解者，缓解也，有向愈之机或势态。六经病欲解时，即六经病将要缓解和向愈的时候，既非绝对，也非痊愈。总之，中医学认为人与自然是一个统一的整体，人体的生理机能和病理变化，无不与自然界的时间节律息息相关，表现出生命的时间特性。近 20 年来新兴的现代时间生物医学已能够科学地验证中医学的时间节律学说。

仲景根据邪正盛衰的转化，对疾病传变的日期、转属何经亦有客观的预见。因为病情的任何变化都说明邪正力量盛衰对比发生了转化，所以，疾病只要有传变的趋势，就有征兆可查。如转属阳明："伤寒转系阳明者，其人濈然微汗出也。"（原文 188 条）转属少阳者："伤寒脉弦细，头痛发热者，属少阳。"（原文 265 条）转系太阴者："伤寒脉浮缓，手足自温者，是为系在太阴。"（原文 187 条）转属少阴者："病人脉阴阳俱紧，反汗出者，亡阳也，此属少阴。"（原文 283 条）对阳病入阴、阴病出阳者，则以阳气盛衰为依据。如："伤寒六七日，无大热，其人躁烦者，此为阳去入阴也。"阴病转出阳经，以阳气来复为依据，以脉续出、厥回利止、烦而不躁等为指征。如："少阴病，下利，若利自止，恶寒而蜷卧，手足温者，可治。"（原文 288 条）阴经病转危重者以阳气衰亡为依据，以脉不至、厥不回、躁不得卧等为指征。如："伤寒发热，下利厥逆，躁不得卧者死。"（原文 344 条）另外，仲景在继承《内经》的传变学说时师其据时日传经之说，而又不泥于一日太阳、二日阳明、三日少阳之论，跳出了机械论之窠臼，做到了批判地接受。如原文第 4 条："伤寒一日太阳受之，脉若静者，为不传。颇欲吐，若躁烦，脉数急者，为传也。"第 5 条："伤寒二三日，阳明

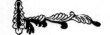

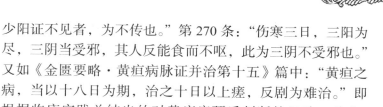

少阳证不见者，为不传也。"第 270 条："伤寒三日，三阳为尽，三阴当受邪，其人反能食而不呕，此为三阴不受邪也。"又如《金匮要略·黄疸病脉证并治第十五》篇中："黄疸之病，当以十八日为期，治之十日以上瘥，反剧为难治。"即根据临床实践总结出的对黄疸病预后判断的经验。总之，仲景既重视病期传变的预测，更重视疾病传变的客观症状表现，说明医圣张仲景是一位具有科学态度的唯物的医学家。

现代生命科学认为，生命和疾病至今仍是一个谜。生命活动有其自身的内在节律性，重视依据其节律特性以适应外界的周期性变化。生命和疾病不仅与自然界的空间，同时也与时间有着密切的关系。从客观的整体水平看，生命本身就是时空的有序性复合。

现代研究证明，昼夜 24 小时中，即一个太阳日确有昼夜阴阳交替节律。交感神经活动在白昼占优势，类似中医之阳气，副交感神经活动在夜间占优势，类似中医所言之阴气。CAMP 白昼水平高，中午达峰值，CGMP 则相反。CAMP（环核苷酸）的血浆浓度高时，对白细胞某些功能起到加强和促进作用，而 CGMP（环鸟苷酸）的浓度升高则常产生抑制和减弱作用。激素及免疫系统等均有此变化。这些研究表明，一日之中六经欲解的节律变化，是有一定的物质和生理功能基础的，从而为中医时间医学提供了科学依据。

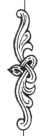

四、谈仲景学术对脾胃学说形成与发展的贡献

《黄帝内经》奠定了脾胃学说的理论基础，但理法方药尚不完备，至东汉张仲景结合临床实践加以补充，使脾胃学

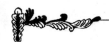

说在辨证施治方面，有了新的补充和发展，从而奠定了脾胃学说的实践基础。

仲景所著《伤寒杂病论》今分为《伤寒论》与《金匮要略》二书，有关脾胃证治的论述，几乎贯穿于二书的各个篇章中。《伤寒论》的六经辨证中，除阳明病篇、太阴病篇专述脾胃证治外，其他各篇均有脾胃证治的内容，《金匮要略》中有腹满寒疝宿食与呕吐哕下利两个脾胃病的证治专述。以《伤寒论》为例，398 条原文中有关脾胃病症状记载有 218 条，占全书原文一半以上，在 82 种症状中有关脾胃证候的有 26 种，占其他病证总和的一半，如吐涎沫、口伤烂赤、不能食、善饥、噫、哕、不消谷、宿食、吐、痞满、腹胀、腹中痛、心下痛、大便鞕、大便难、泄利、便溏、下利清水等，其中下利次数最多，原文有 94 条，其次呕逆 39 次，吐 36 次。在全书 112 方中有 60 方主治或兼治脾胃病证，如桂枝汤证类的小建中汤等 13 方，葛根汤证类的葛根加半夏汤等 2 方，泻心汤证类 5 方，承气汤证类的 4 方，柴胡汤证类的 5 方，黄芩汤证类的 2 方，四逆汤证类的 4 方，其他如黄连汤、理中汤、桂枝人参汤、桃花汤、吴茱萸汤、白头翁汤、乌梅丸、四逆散等。在全书 93 种药物中按性味归经脾、胃、肝、胆、大小肠者有 81 种，占全书用药的 2/3 以上。可见《伤寒论》一书有一半以上条文是对脾胃病证的辨证施治，其中理法方药的运用，丰富和发展了《内经》有关脾胃学说的内容。

仲景对脾胃学说的发展，还在于他非常重视"保胃气，存津液"的学术观点。一部《伤寒杂病论》，其辨治原则概括起来即扶正与祛邪两个方面，在具体运用上，扶正又占主导地位；脾胃为后天之本，气血生化之源，扶正即通过"保

胃气，存津液"来实现的。仲景对脾胃学说的发展，正是突出了"保胃气，存津液"的学术思想，此在《伤寒论》中充分反映了这一学术观点，曾在多处论述了胃气盛衰关系到病情的发展和预后的良恶。诸如胃气已败，除中必死。（333 条）若胃气渐复"欲得食，其病为愈"。（339 条）即使是厥利重症，"胃气尚在，必愈"。（332 条）因此，仲景在治疗疾病的过程中始终把保胃气作为扶正的关键环节，明确提出了"勿犯胃气"的治疗原则。在强调保胃气的同时，更重视存津液的学术观点，认为保胃气和存津液都是调理脾胃恢复正气的关键，通过保胃气存津液来调整机体，从而达到"阴阳自和"的目的，故论中提出"阴阳自和者，必自愈"。（58 条）

仲景认为造成脾胃致病因素常为误治所在，在《伤寒论》和《金匮要略》中论述颇多，由于误施汗、吐、下法导致中阳虚衰，胃津亏乏，燥热内结，肠胃寒热不调等多种脾胃病变。如《伤寒论》第 67 条因"或吐或下后"阳虚水停的苓桂术甘汤证，《金匮要略》呕吐哕下利病篇中"发其汗，令阳气微，膈气虚……不能消谷，胃中虚冷故也"都是误治而致中阳虚衰的证候，误用或过用汗吐下法，还能导致脾胃阴津亏乏、燥热内结腑实之证，如《伤寒论》阳明篇中"若吐若下若发汗后"津液耗伤，大便因鞕的承气汤证。表邪不解或中焦虚寒而妄施吐下，可使邪气内陷，痞结心下，协热利等脾胃升降失调的病证，如半夏泻心汤证、生姜泻心汤证、甘草泻心汤证、理中汤证等。关于调理脾胃的治法方药，几乎贯穿于《伤寒论》和《金匮要略》各个篇章中，今人归纳为调理脾胃十三法，可资参考。

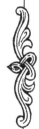

（1）解表和里法：适用于表邪外郁、邪热内伤肠胃之

证。表邪偏重者，疏其表则里自和，用葛根汤、葛根加半夏汤，如表里邪气俱盛者，则宜解表而清里，用葛根黄芩黄连汤。

（2）泻下通腑法：适用于燥实内结、宿食停滞、腑气不通之证，泻其积滞，存津液而健脾胃；分寒下、温下、润下法，其代表方如大承气汤、大黄附子汤、麻仁丸等。

（3）温中祛寒法：适用于中阳不足、脾胃虚寒之证，代表方如理中汤、吴茱萸汤、黄土汤、桃花汤等。

（4）和胃降逆法：适用于痰饮邪气滞胃，胃气上逆之证，代表方如旋覆代赭汤、小半夏汤、小半夏加茯苓汤、大半夏汤、橘皮竹茹汤等。

（5）调和肠胃法：适用于中气不足，邪热内陷，浊气上逆，肠胃不和，寒热夹杂之证。代表方如半夏泻心汤、生姜泻心汤、甘草泻心汤、黄连汤、干姜芩连人参汤、乌梅丸等。

（6）舒肝理脾法：适用于肝失疏泄、气机郁结导致的肝脾不和之证，代表方如四逆散、芍药甘草汤等。

（7）补中益气法：适用于劳倦太过，损伤中气以致气血津液不足之虚劳证，代表方如黄芪建中汤、薯蓣丸等。

（8）益胃生津法：适用于虚热伤津、余热耗液之证，代表方如竹叶石膏汤、麦门冬汤等。

（9）温肾暖脾法：适用于肾阳不足导致脾阳虚衰之证，代表方如真武汤、附子汤等。

（10）温阳利湿法：适用于中焦阳气不足，气化失常导致的水饮停蓄泛溢之证，代表方如苓桂术甘汤、茯苓甘草汤、半夏干姜散、防己茯苓汤等。

（11）清利湿热法：适用于热不得越，湿不得泄，湿热

蕴蒸之证，代表方如茵陈蒿汤、茵陈五苓散等。

（12）涌吐积滞法：适用于痰饮邪毒壅滞胃脘之急证，本《内经》"在上者，因而越之"之义，代表方如瓜蒂散。

（13）饮食调节法：仲师非常重视饮食调理以恢复脾胃的功能。如《伤寒论》第71条"太阳病，发汗后，大汗出，胃中干，烦躁不得眠，欲得饮水者，少少与饮之，令胃气和则愈。"第398条"……损谷则愈。"《金匮要略》疟病篇中"……以饮食消息之"都说明调节饮食的重要性。仲师不仅对脾胃证治提出治法方药，而且从保胃气存津液出发提出顾护脾胃的有关告诫，《金匮要略》第一篇中指出"……见肝之病，知肝传脾，当先实脾"的顾护脾胃的方法；《伤寒论》280条："太阴为病，脉弱，其人续自便利，设当行大黄芍药者，宜减之，以其人胃气弱易动故也。"第81条："凡用栀子汤，病人旧微溏者，不可与服之。"又《伤寒论·辨可下病脉证治篇》中"凡可下者，用汤胜丸散，中病即止，不可尽剂。"又如"凡用吐汤，中病即止，不必尽剂。"以及大、小承气汤后的"若一服利则止后服""得快利止后服"都含有顾护脾胃之意。同时，对方药配伍方面亦很注意保胃气存津液，如十枣汤中之大枣、糜粥；甘草粉蜜汤中之甘草、白蜜；调胃承气汤、桃核承气汤中之用甘草；白虎汤中之用甘草、粳米等等皆是其例。上述举例足可看出，仲景在《内经》的理论基础上，对脾胃学说有很大发展，形成了比较系统的学术思想，奠定了调理脾胃和治疗脾胃病的基础，对脾胃学说的形成和发展，作出了承前启后的贡献。

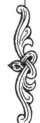

五、浅谈麻黄升麻汤的方证与应用

麻黄升麻汤方出《伤寒论》厥阴篇，由麻黄、升麻、当

归、知母、黄芩、萎蕤、芍药、天冬、桂枝、茯苓、炙甘草、石膏、白术、干姜共14味药物组成。其主治条文（357条）曰："伤寒六七日，大下后，寸脉沉而迟，手足厥逆，下部脉不至，咽喉不利，唾脓血，泄利不止者，为难治，麻黄升麻汤主之。"历代医家对本方多持疑义，验案更少，今提出加以探析，附验案两则以验证。

例一：气阴两虚，上热下寒证

柳某，女，59岁。患者经常腰以上热，腰以下冷，手热足冷。虽在炎热酷夏，仍著毛裤厚袜，时至严寒，不欲穿棉上衣，头眩耳鸣，面烘多汗，短气心悸，夜寐不安，口干少津，舌根部麻辣感，项背部板滞不舒。病史已8年之久。西医诊断：植物神经功能紊乱，老年性口腔炎，颈椎病。选经中西医多方诊治，未见显效，甚为苦恼。于1981年7月来诊。

诊脉寸关弦滑，尺脉沉细小数，舌质嫩红尖赤，中有剥脱苔，面色不华，两颧色红。证见一派阴虚火旺之象，遂投予知柏地黄汤，少佐肉桂，滋阴清热，引火下行。服药3剂后，上焦烦热更甚，腰以下寒冷如故，余症有增无减，且增大便溏泻，日2~3行，胃中痞满，不思饮食，脉舌同前。因思前方滋阴清热，引火下行，似属对证治之，何以不效，反使病情增剧？仔细推敲，此证乃阴虚火旺之上热，元气不足而下寒，总的病机系气阴两虚、上热下寒证。在此虚实寒热夹杂情况下，若只顾滋阴降火，下寒不去，虚火难平，反使阴气受挫；单纯补气扶阳，犹恐助火生热。前方知柏地黄汤，滋阴降火有余，但少补气扶阳之品。方中虽佐肉桂"引火下行"，然在大队酸苦甘寒药中，难收预期效果，反使中阳受伤，清阳下陷，因而产生胃呆痞满、便溏等症，下焦更

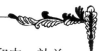

虚寒，上焦更虚热。在此复杂情况下，亟宜升阳和中、补益气阴、调和寒热为法，拟麻黄升麻汤化裁，变宣达郁阳、和营养阴之剂，为升宣清阳、辛开苦降、益气养阴、清上温下之法。

炙麻黄、干姜各 3 克，升麻、桂枝、白芍、知母、党参、云茯苓、白术各 15 克，姜半夏、黄芩、当归各 10 克，甘草 7.5 克。水煎服，2 剂。

再诊：药后泻止胃开，痞满已除，上热下寒诸症大见好转。面烘烦热、汗出口干、手热足寒、舌根麻辣等症均减，舌上有微薄苔生长，脉弦小数。药已对证，原方去半夏、黄芩，加黄芪、百合各 15 克，续服 6 剂。剥脱苔消失，舌红润，苔白薄，脉转弱滑，诸症痊愈。嘱服三才汤（天冬、党参、生地）熬膏常服以善后，辅以按摩、体疗以治颈椎病。随访半年，康复如常。

例二：表邪内郁，寒热错杂证

韩某，女，50 岁。以往健康，生育一男二女，经水尚未断绝。近 6 年来，经常头昏脑涨，面部烘热汗出，口燥咽干，但不欲饮，口舌时有糜烂溃疡，胸闷烦热，心神不安，少寐多梦。半月前外感风寒，发冷热，头痛，身痛，服羚翘解毒丸等药，表不解，且增咽痛，泛恶欲吐，大便溏薄，日二三行。曾就诊于西医，诊断：上呼吸道感染，植物神经功能紊乱。肌注青霉素，口服解热片、镇静剂等不愈，迁延 3 周不解。于 1981 年 12 月 1 日来诊。

诊脉两寸弦大，关尺细弱，舌红尖赤，根部苔白腻，咽红而不肿，体温 37.8℃，血压 17.3/12.0 千帕（140/90 毫米汞柱），白细胞总数 12800/ 立方毫米，余无异常。脉症合参，证属素有阴虚火旺，复感风寒外邪，表邪郁久不解，

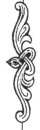

内外合邪，以致虚实兼夹、寒热错杂。治以外宣郁阳、内调寒热、益气养阴、清上温下兼顾之法，方用麻黄升麻汤加减。

炙麻黄、升麻各7.5克，干姜5克，桂枝、白芍、白术、党参、天冬、玉竹各15克，生石膏25克，知母、甘草各10克，水煎服，2剂。

复诊：药后冷热、咽痛、头痛、身痛等症皆除，仍有面烘汗出、胸中烦热、夜不安寐、咽干口苦、泛恶不欲饮食等。体温37.2℃，舌红略干，腻苔已退，脉转浮滑。此为郁阳已宣，寒热小和，尚有余热未清、阴虚火旺之证，继治以清热和胃、益气养阴法，拟小剂竹叶石膏汤加知母、青蒿，3剂而安。后用百合地黄汤加知母、生牡蛎10余剂，面烘烦热、汗出口诸症相继消失，嘱服二至丸以善后，随访半年，一切正常。

按：麻黄升麻汤方载于《伤寒论》厥阴篇第357条，原治厥阴误下、上热下寒、虚实互见、阴阳错杂之证。历代医家对此方多持怀疑态度，认为方药杂乱，非仲景之方，因而弃之不用，甚为可惜。余验之临床，凡具有清阳被郁、虚火妄动而见上热下寒诸症者，随症加减，常有奇效。考金元医家李东垣所创升阳散火诸方，亦从此方衍化而出，不过东恒方着重补脾胃，升阳气而泻阴火；仲景方重在宣达郁阳，和营养阴，清上温下，是其不同之处；而升阳散火其义类同，实无争论必要，当以临证用之有效为准。从麻黄升麻汤的组成看，寒热并用，补泻兼施，正是仲景立法处方之常法，勿庸置疑。我辈当师古法而不拘泥于古，随证变通，古方今用，是符合唯物辩证法的。

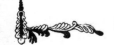

六、谈脾胃学说的基础理论四个关系

1.脏腑相互关系

中医学里的脾胃的解剖位置和形态结构，在《内经》《难经》有所记载："胃纡曲屈，伸之长二尺六寸，大一尺五寸，径五寸，大容三斗五升。"（《灵枢·肠胃》）"脾与胃以膜相连耳"（《素问·太阴阳明篇》）"脾重二斤三两、扁广三寸、长五寸，有散膏半斤"（《难经·四十二难》）。古人对人体解剖的认识比较粗疏，但所载与现代医学所指近似，不过从生理病理角度看则不完全一致。脾胃学说里的脾胃属藏象范畴，是一个功能单位，它包含着整个消化吸收的功能，因此，研究脾胃学说，首先要了解脾胃与其他脏腑之间的相互关系。近人张海峰氏引申《内经》五行生克制化之理，阐明脾胃与其他脏腑的生理病理关系，可资参考。

（1）脾胃与肝的关系

脾胃与肝的关系是一种"相克"的关系，即"木克土"的关系。生理上的"木克土"是一种生化制约的关系，病理上的"木克土"是一种乘侮的病态反应，习惯上均称"木克土"。这种"相克"的关系，贯穿于脏象各个方面。

脾胃同居中焦属土，肝与胆互为表里均属木；在生理方面脾属阴土，主运化而升清，胃属阳土，主受纳而降浊；肝胆皆有疏泄功能而有升降之分，肝主升而胆主降。脾的运化升清功能，必得肝脏的条达升散疏泄之气化功能协同制约，才能营其正常的运化升清作用，同时胃的受纳降浊的功能，有赖于胆腑的疏泄下降之气化功能协同制约，才能使胃气受纳和降之正常。另一方面，脾气得肝气疏泄的同时，肝气又

需要脾气的滋养供给。肝为刚脏，必赖脾气之柔润濡养，方不致刚强太过而使肝脾（胃）失调发生病态，从而使肝气有条达疏泄升散的功能；胃气的受纳和降正常，才能使胆的清汁不断得以滋助，以营其疏泄下降作用，这种脾胃与肝胆的"相克"（制约协同）关系正常，才能使脾胃纳化升降功能正常。反之，如果肝胆之气横逆或失调，则影响脾和胃的功能正常进行而发生病变。

木之克土，一般指"太过"而言，即《内经》"亢则害"之理，但木之"不及"亦可影响脾胃发病。肝气横逆是肝气"太过"而乘克脾土，肝气郁结是木之"不及"，亦可影响脾胃而发病。前者如"痛泻要方"的病证，后者如"四逆散"、"逍遥散"的病证。另外，胆热太过"亢盛"、胆气郁结"不及"都可影响到胃发生病变，前者如温胆汤证，方可清胆和胃（胆以温为清，中清之腑，顺其少火之意），方中枳实、竹茹清其胆热，二陈和其胃气；后者如茵陈蒿汤证，方可利胆降胃，方中茵陈疏利胆逆，大黄降其胃气。如果只知"亢则害"不知"不及"也能乘脾胃，那就太局限了，须举一反三才是。

在"木克土"证中，要分清主次，一是肝木乘脾，二是由脾及肝。肝木乘脾，主要矛盾在肝，其治亦在肝，治法当抑肝扶脾，如痛泻要方证，方中防风和白芍一是疏肝，三是敛肝，陈皮理气和脾，三药相伍抑肝为主，仅白术一味健脾扶脾，可知方中抑肝为主，抑肝而扶脾。病由脾虚而发生木克土证，主要矛盾在脾，理当扶脾为主，兼以抑木，如黄芪建中汤证，方中黄芪、甘草、大枣、饴糖培补中气而扶脾为主，桂枝温中助脾。一味量大的白芍敛其肝气而抑肝和里缓急，即是扶土为主而抑肝的原则。这种病理机制与治疗法

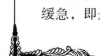

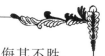

则，即《内经》所说："气有余，则乘其所胜而侮其不胜。其不及，则己所不胜乘而侮之，己所胜，轻而侮之。""必伏其所主，而先其所因，其始则同，其终则异。"

（2）脾胃与肺的关系

脾胃与肺是"相生"的关系，又称"母子"关系。脾为肺之母脏（土生金），因此当脾胃病变"母病及子"常先累及到肺，如脾胃虚弱、中气不足者易患感冒；另外，肺脏有病，肺气不足时则"子盗母气"也会影响到脾，如肺虚病人易引起脾虚，患肺痨者其病往往与正气不足、营养不良、脾气虚弱有关。据此，在治疗上可通过补益脾胃而达到补肺的目的，此即"虚则补其母"的"培土生金"法。

脾喜燥而恶湿，胃喜润而恶燥。临证治法需注意其生理特性，以助其不足，避其所恶。脾病相对湿盛易伤阳气，阳气不足者多引起肺气不足，一般多用益气药；胃病则相对燥盛易伤阴血，胃阴不足者常引起肺阴不足，一般多用养阴药。临证时需辨清阴阳偏虚的性质和程度而施治之。前者当以甘温立法，后者则宜甘凉立法，选方用药各有所宜，但总的原则都属于"补土生金"法。

另一方面，脾脏虽然是肺之母脏，但脾胃之纳化，又赖于肺气之宣发，饮食入胃以后，水谷之精微物质游溢于脾，脾又将其上输于肺，肺脏秉其宣发之性，再将营养物质输布于全身，清者上行而浊者下达，这样脾胃之中的水湿才不至停滞潴留。于此可见，肺气虽有一部分来源于脾，可脾胃的纳化功能是和肺气的宣发分不开的。此乃脾胃与肺生化制约的另一关系。故临床上肺病日久不愈，常会出现脾胃纳化失常的证候，在治法上当脾肺兼顾之。

若脾失健运，导致水湿停滞化为痰饮，上逆犯肺，以致

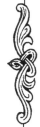

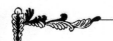

肺失肃降而见咳喘痰盛等证候，故有"脾为生痰之源，肺为贮痰之器"之说，明乎此理，遇咳喘痰盛证，须注意脾肺双调，若一味治肺止咳，平喘祛痰，忽略运脾，就会顾此失彼，舍本求末。但肺脾双调当分清主次，或偏于肺，或偏于脾。如由肺气不宣而影响脾土者，治肺为主，兼顾理脾；反之，则理脾为主，兼以理肺，如此方能达速效、高效、长效之目的。

（3）脾胃与心的关系

脾胃与心是"相生关系"，是母子之脏（火生土）。脾胃的纳化，有赖心阳（火）的温煦，脾胃运化的精微，如无心火资助，则不能健运，此即所谓"火能生土"含义之一；其含义之二是命门之火以生脾胃之土，参见脾胃与肾的关系。

心火生脾土有阴和阳两方面的临床意义。从阴的方面来说，心主血，血之来源在脾胃。"中焦取汁变化而赤是为血"即脾能生血，二者相互依赖，若脾运健旺，血液的化生充足，则心血充盈，心得血养而能发挥血运的功能；若脾胃纳化失职，则心失血养而出现心血不足、血不养心的病变，是谓心病，此种心病当从脾胃论治，属隔脏治法，如归脾汤证。

从阳的方面说，如心火不旺，不能温煦脾土，可导致心阳不振，脾胃运化失健而形成痰饮留中之证。在治法上《金匮要略》有"病痰饮者，当以温药和之"之法，如"心下有痰饮，胸胁支满，目眩，苓桂术甘汤主之"，又"夫短气有微饮，当从小便去之，苓桂术甘汤主之"。其他如真武汤、理中汤等，皆为资助心火、补火生土、淡渗健脾、温心阳以助脾胃之阴而设，证治合拍多有良效。

此外，尚有"母能令子实，子能令母虚"之说。"母能

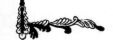

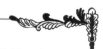

令子实"如心火亢盛，导致阳明化燥，出现大便秘结、烦躁失眠、饭后腹胀等症，若用通腑泻火法，图快一时，不能根治，可用黄连泻心汤加减，泻其心火，则诸症自愈。此非脾胃本病，乃由母脏之实造成，主要矛盾在心，而不在胃，故用泻心火法始能得愈。"子能令母虚"如脾虚久泻，血亏阴弱，久之脾病及心，导致心阴不足，血不养心，症见心神不宁、心悸不寐、面色不华，甚则脾气虚不能统血，引起各种出血疾患，在治法上宜用健脾生血、补气摄血，如补中益气汤、归脾汤等，使心气心阴得复而诸症得愈。

（4）脾胃与肾的关系

脾胃与肾的关系比较复杂，既有"相克"又有"相生"的关系。

①脾胃和肾水是"相克"（协同制约）的关系　肾为水脏，土能制水，在正常情况下，脾之运化，胃之燥湿，则使肾水不能泛滥。如脾阳虚不能制水，气化失职，以致湿不化津，聚湿成水，肾水泛滥而为水肿，此为土不制水反被水侮；或由胃热太盛，燥土灼伤肾阴，以致津液消耗，此为土旺克水，前者宜用健脾制水法，如实脾饮证，后者宜用清胃养阴泻热法，如玉女煎证。

②脾胃和肾阳是"相生"（生化资助）关系　肾为水火之脏，内涵相火，即命门之火，肾的命火能温养脾土。清·唐容川说："脾……体阴而用阳，不得命门之火以生土，则土寒而不化，食少虚羸，土虚而不运，不能升达津液以奉心化血、灌溉诸经。"在临床上，五更泻证用补火生土之法，四神丸即其例证。

③先天和后天是生化源流关系　肾为先天之根，脾为后天之本，前人常用先天生后天、后天济先天的理论，阐明脾

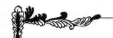

肾两脏相互资生的关系。例如肾之藏精，先天之精需赖后天之精的不断补充，才能营其新陈代谢，供养五脏六腑四肢百骸。后天之精来源于脾胃运化的精微。如果脾胃的运化失职，则不仅不能益气生血，而且肾精的来源亦因之而匮乏，出现肾精不足之证，因而在治法上，首先应考虑补肾当先健脾，或脾肾双调而治之。

此外，脾与六腑的关系，除胆、胃前面已作说明外，其他各腑基本上与其相表里的五脏的生克制化关系相同。另外，脾胃与口、唇、舌及四肢、肌肉、百骸都有密切的联系。前面已谈过，不再赘述。

2. 纳与化的关系

胃主纳、脾主化是脾胃的特性之一，也是主要生理功能之一。脾胃的受纳和运化功能正常，才能化生精气、营血，津液上升，糟粕下行以保持人体的健康。

胃纳与脾化，二者是相互协调而营其正常生理活动的。《素问·经脉别论》在叙述脾胃的协调关系时说："饮入于胃，游溢精气，上输于脾，脾气散精，上归于肺，通调水道，下输膀胱，水精四布，五经并行，合于四时五脏阴阳，揆度以为常也。"说明饮食入胃后，把含有营养成分的精气吸收输送到脾脏，再由脾脏将精微物质输送到肺脏，经过肺脏的调节作用，使水道通调，其过剩的水分下达膀胱，而将含有营养成分的液体输注给五脏的经脉，敷布于全身，这合乎五脏以应四时阴阳之气的规律，是正常的生理活动。《灵枢·决气》又说："中焦受气，取汁变化而赤是为血。"上述的生理活动，是脾胃的纳与化的协同作用共同完成的。影响纳和化的原因，一是外感，二是内伤。外感六淫之邪可影响

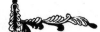

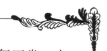

纳化反常，但非脾胃本病，外感一解，则纳化自复正常，内伤所致的纳化反常，往往是脾胃自病，治疗应以本脏为主，由其他脏引起脾胃病者，则应治其他脏为主。

纳与化是协同关系，相辅相成的关系，但纳不化是胃强脾弱，但化不纳是胃弱脾强，均为病态反应。纳化功能的正常运行，一是脾胃的燥湿相济，二是靠阳气之温养（主要是命火），三是升降气机之协调（详见后），三者失其一都会影响纳和化的生理功能。因此在临床上应辨不同病因病机而分别施以不同治法，以恢复纳与化的失调关系。

3. 升与降的关系

升和降是脏腑功能矛盾统一的关系，脏腑之间具有一升一降的功能作用，是机体正常生命活动的重要条件之一。

脾属阴主升，胃属阳主降。"升"使清气上升，脾为阴脏，具有升清作用。"降"使浊气下降，胃为阳腑，具有下行降浊功能。叶天士对脾胃的升降概括为"脾宜升则健，胃宜降则和。"脾胃居于中焦，是气机升降的枢纽，脾胃升降气化协调，则其他脏腑功能得以和调而营其正常生理活动，反之，升降失调则会发生诸多病变。就脾胃本身而言，胃可见胃气不降和不降反升两种病态，胃气不降则糟粕不得往下传递，其在上者为噎膈，在中者为腹胀脘痛，在下者则为便秘；不降反升则发生呕吐、呃逆、反胃等症，迁延不愈还会造成"癥积"之类的病理产物。脾可见脾气不升和不升反降两种病态，脾气不升则不能运化精微和益气生血，出现饭后饱胀、嗜睡、腹泻、消瘦、倦怠神疲等症状；不升反降则病中气下陷而发生脱肛、子宫脱垂、崩漏、内脏下垂、大便滑脱不禁等症。

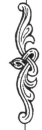

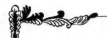

引起升降失常的原因有多方面，不外外感六淫之邪，内伤七情，饮食劳倦。必须辨证求因，分析证候，才能更好地立法和处方用药。

4.燥与湿的关系

燥与湿是相互协调的关系，有生理和病理两种含义，在生理方面，燥与湿为脾胃的特性，脾属湿土，胃属燥土，二者性能不同，但在正常生理情况下，燥湿相得，互相为用。脾湿的健运，有赖胃燥的温煦；胃燥的受纳，又有赖于脾湿的滋润，燥湿相反相承，维持了胃纳和脾化的生理活动。若燥湿偏胜，失去相对平衡，则发生疾病。

病理方面，燥和湿"同气相求"，属湿的脾易患湿病，"脾恶湿而喜燥"，属燥的胃易患燥病，"胃喜润而恶燥"。湿为阴邪，易伤阳气，阳虚生内寒，易患寒湿相搏而成"寒湿困脾"证。如胃热素盛者，则湿邪不易伤及脾阳而与胃热结合，易成湿热之证。此即湿从阴化为寒湿，湿从阳化为湿热之机理。另外，湿邪夹风则病风湿。脾主肌肉及四肢关节，风湿之邪侵入最易引起肌肉及关节风湿痹证，即湿流关节，"风淫末疾"。在治法上宜补土以胜湿，著名的独活寄生汤用党参、茯苓；蠲痹汤用黄芪、甘草皆取其健脾益气，扶正以祛湿。燥为阳热之邪，来源有二，外感燥热之邪，内入阳明（胃），从阳化燥，症见燥咳、便难、大渴引饮等；内伤之燥，多由胃阴亏虚、脾虚血少引起，常见噎膈、消渴等。在治法上，前者酌选白虎汤或承气汤清泄胃热，后者可用麦门冬汤或消渴方等以滋阴润燥。

燥和湿可以互相转化，其内因如脾胃阳虚，中寒内生，易患湿证；脾胃阳亢，灼伤津液则易患燥证，"实则阳明，

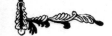

虚则太阴"即含此意。其外因如感受燥邪，燥甚气化不能行水而化湿，湿郁不能宣布津液而又化燥。另外，亦有因误治或用药不当而致转化者，如原属湿病而过用温燥或苦寒之剂，则温可燥化，原属燥病而过用清滋或补腻之剂，则燥可以湿化。

七、浅谈疏肝补肾对调理脾胃的重要意义

调理脾胃在临床上应用极为广泛，在内科之脾胃系统疾病和其他脏腑的疑难病证，以及妇、儿、外、五官各科某些病证中，均有其疗效良好的适应范围。故有内伤胃百病由生，调理脾胃以治百病之说。这是由于脾胃乃后天之本，气血津液生化之源，气机升降出入的枢纽，通过调理脾胃，可以扶正固本，调节气机，从而达邪祛正复、治愈疾病之目的。

然而人体是一个整体，脏腑之间相互制约生化。脾胃的生理病理活动，与肝胆和肾气命火关系极为密切。在正常生理情况下，脾胃的纳化活动需赖肝胆的疏泄升降与肾气命火的温煦滋助，才能使脾的运化升清、胃的纳受降浊营其正常的生理功能。此种生化制约相互依附的关系，已在前节"脏腑相互关系"中叙述，这里从略。在病理情况下，若肝胆的疏泄升降功能失调，则必影响脾胃的纳化功能，脾胃不得疏泄则纳化受阻，气机升降紊乱则清浊相干，因而出现浊气在上则生痞满，清气陷下则病泄泻，纳化受阻则纳呆食少，甚则呕逆，胃失和降而胃脘痛，脾失健运则腹痛而泄痢，此等脾胃病证，若单纯调理脾胃则收效甚微，甚至无效，须遵《内经》"必伏其所主，而先其所因""疏其血气，令其调达，而致和平"之寻求原因疗法，治以疏利肝胆、条达肝气才能

消除脾胃病症，方用四逆散、柴胡疏肝散、逍遥散等化裁治之，这是治病求本之法。另如，由于肾虚命火不足，脾胃失于温煦滋助，导致纳化失常而病纳呆食少，异常消瘦；脾为湿困而病面浮肢肿，或异常肥胖，甚则出现噎膈反胃、五更泄泻等症。在治法上须"虚则补之""劳则温之""两者并行"脾肾双调之法，方用右归饮合四君子汤或用四神丸等随证加减化裁治之，方能收效。如单用调理脾胃之法，恐难收功，此即标本兼顾之法。由此可见，疏肝以泻实，可复脾胃之气，补肾以扶本，亦可复脾胃之气，二者方法虽然不同，都可收到殊途同归之效，可知疏肝补肾对调理脾胃何等的重要了。

八、谈调理脾胃的用药规律与注意事项

1. 调理脾胃用药规律

（1）以药物归经性味特点明其补泻之用

归脾胃经的药物甚多，药效各异，约言之，补脾胃者甘味为主，酸味次之；泻脾胃者苦味为主，辛味次之，分述如下：

补以甘酸：甘味药有益气健中效用，即《素问·至真要大论》所说："夫五味入胃，各归所喜，故……甘先入脾。"《素问·脏气法时论》又说："脾欲缓，急食甘以缓之，甘补之。"说明甘味药入脾经，有补养脾胃的功效。但甘味药有偏温偏寒之性，甘温者有补气助阳之效，适用于脾胃气虚及阳虚证，如人参、党参、太子参、黄芪、山药、白术、炙甘草等。偏阳虚者须伍以辛温之品以助阳，如桂枝、干姜、炮附子、荜澄茄等。甘寒者，具有养阴生津作用，适用于脾胃

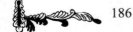

阴虚证，如沙参、麦门冬、石斛、花粉等。酸味药，从五味所入多归肝经，但酸味药与甘味药合用，有"酸甘化阴"作用，能补养脾胃之阴，促进胃酸分泌，增强食欲助消化。适用于纳呆食少、灼热胃痛、口干不多饮、大便多燥等脾胃阴虚之证。如白芍、乌梅伍甘草、大枣等。

泻以苦辛：苦味药有燥湿、泻火药效。脾为阴土，喜燥恶湿，对湿困脾胃者宜用苦燥化湿之品。即《内经》所谓"脾苦湿，急食苦以燥之"之意。苦味药有偏温偏寒之不同，苦温者燥湿效好，如苍术、草果、厚朴等；苦寒者则以清热泻火为主，兼有燥湿作用，多用于胃火或脾湿热、暑湿伤中之证。如黄连、大黄、茵陈等。对湿热蕴结中焦者，又宜选用芳香化湿药，如藿香、佩兰、菖蒲、白蔻仁、苍术等。另外，对湿困脾胃证，苦燥药须配伍淡渗利湿之品，如猪苓、茯苓、泽泻等，盖湿性下趋，以因势利导之，故治湿不利小便非其治也。即《内经》所说"湿淫于内，治以苦热……以苦燥之，以淡泄之"之意。辛味药有辛散行气的药效，主要用于脾胃气滞证，凡因湿郁、痰饮、食滞影响脾胃纳化升降功能，产生痞满、脘腹疼痛、泄泻诸症，除治病因用化湿、消导、化痰去饮药外，均需配伍辛味理气之品，如木香、枳壳、枳实、陈皮、佛手、香橼、苏梗、砂仁、蔻仁等酌而选之。

（2）以脾胃纳化升降特点选其所需之药

①调理脾胃，同中有异：脾与胃一脏一腑，一运一纳，一升一降，在生理上相辅相成，共同完成饮食的消化吸收，其精微物质由脾转输到其他脏腑及四肢百骸，以供养全身，共为"后天之本"；在病理上脾与胃常相互影响而发病，故在用药上有共同之处，如脾胃气虚、阳虚常并称，用药大致

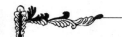

相同；但脾与胃又有不同之处，如脾主运，胃主纳，脾主升，胃主降，脾为阴土喜燥，胃为阳土喜润，故在治疗用药上有区别。大致说，治脾宜甘温、苦燥、升提，如党参、黄芪、白术、升麻、柴胡之类，偏阳虚者宜配伍辛热之品；治胃宜甘凉、濡润、通降，如沙参、麦冬、石斛、枳实、川军之类，火盛者宜配伍苦寒、甘寒之品。

②健运通降，补消兼顾：脾以健运为常，胃以通降为顺，二者用药虽有虚实之分，但需要兼顾，对湿阻、气滞、食积、痰饮等实证，用祛湿、理气、消食、化痰药中常配以健脾的党参、白术、甘草等以兼顾中气，使消而勿伐；尤其对脾胃虚证，虽然应以甘药补之，但不可蛮补、壅补以碍脾之健运，胃之通降。故补脾胃之方剂常于甘药中伍以理气助运之品，如陈皮、木香、枳壳之类，如补中益气汤中配升麻、柴胡以升举清阳，伍陈皮以理气助运；升阳益胃汤中配羌活、防风以鼓舞中气、燥湿助运等。在脾胃阴虚证中，宜用清补、平补，忌用滋腻壅滞、香燥耗阴之品，在甘凉濡润剂中如沙参、麦冬、石斛、玉竹、扁豆、大枣、粳米等，宜少佐以酸味和轻苦微辛之品，以和胃通降、理气助运，如乌梅、白芍、佛手、枳壳、橘皮之类为宜。此种消补兼顾用药配伍法，前者如东垣，后者如叶桂，为我们做出了范例。

③湿困脾胃，芳化苦燥：临床上湿困脾胃证最为多见，如纳呆食少，痞满胀塞，脘胀不畅，大便不爽，舌苔厚腻等，治疗上切忌用辛燥行气、泻下导滞之法，愈消愈满而耗伤中气，宜用芳香化湿之药如藿香、砂仁、蔻仁、佩兰等，以苦燥之药黄连、苍术、厚朴等，少佐以理气药如陈皮、佛手、枳壳等，使气行湿化。在特殊情况下，有脾胃阳虚之象者，慎伍小量温阳药如公丁香、桂枝以温阳化湿，盖"湿胜

则阳微"故也。

　　④虚实夹杂，以和为法：对脾胃本虚，寒热夹杂，湿热中阻者，症见脘痞，纳呆，口苦呕恶，泄泻者，用健脾化湿、温中清热均非所宜，宜用辛开苦降之和法，方如半夏泻心汤，寒温并用，补泻兼施，常有卓效。另外，脾胃疾患常与肝胆密切相关，有肝胃不和者，是肝胆之气横逆犯胃，以致胃失通降而病，出现胃脘胀痛，气逆上冲，呕恶不食等。不论其肝胆先病，或脾胃先病，治疗均需以疏肝利胆、理气和中为法，常用柴胡、枳壳、白芍、香附、苏梗、郁金、甘草等四逆散化裁。也有肝脾不调者，由脾气虚弱，肝木乘脾，或由肝旺犯脾而致脾失健运而病，出现腹痛泄泻、腹胀肠鸣、嗳气、矢气等症。治疗用药均需疏肝理脾以和之，常用柴胡、白芍、防风、白术、腹皮、陈皮、木瓜等，如痛泻要方等化裁治之。总之，凡虚实夹，杂寒热相扰，肝气犯胃，肝脾不调等病证，均宜以和法为主，随证化裁而取效。

2. 调理脾胃注意事项

（1）顾护脾胃三法

　　第一，重视调和脾胃。临床上处方用药，应处处顾及调和脾胃，以保持纳化健运，增强机体的抗病力，重病可以转轻，轻病可速愈。历代医家都非常重视调和脾胃的重要性。对汉代张仲景氏的《伤寒论》，后人评语说不过"保胃气、存津液"六字而已，论中处处可以见到调和脾胃的方药和用法。如论中第一方，桂枝汤之用甘草、姜、枣，及药后啜热稀粥，在某种意义上说都有调和脾胃以助解肌散邪之力。清代的叶天士常以二陈汤加减，用于治疗内伤外感方药中，用量极轻，并非完全为了化湿祛痰，意在调理脾胃，我们今天

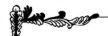

处方用药亦应重视调和脾胃的重大意义。

第二，注意防止呆滞脾胃，这是用滋补药必须注意的。如用参、芪、术、草等补气方药时，须伍以小量的理气药，如归脾汤中配木香，异功散中伍陈皮均为了不使滞胃而设，用养阴药更须注意及此，如麦门冬汤中伍半夏，六味地黄汤中的地黄拌砂仁九蒸九晒，均含有预防呆滞脾胃之意。一些慢性病人，在饮食调配上亦应注意少食肥甘厚味，以免影响消化吸收。

第三，防止损伤脾胃。这在《伤寒论》各篇章中多次提出告诫，如"凡可下者，中病即止，不必尽剂""凡用吐汤，中病即止，不必尽剂"，以及大、小承气汤后的"若一服利，则止后服""得快止后服"均含有防止脾胃受伤之意。在运用峻猛或有毒之品的方剂中，均配伍有护胃养胃之药，如十枣汤中用大枣、糜粥；调胃承气汤、桃核承气汤中之用甘草，白虎汤中之用甘草、粳米等等皆是其例。方书中治疗遗精的封髓丹，方中重用黄柏而配伍砂仁、甘草亦属防止脾胃损伤之例。

（2）用药禁忌的三个问题

第一，苦寒败胃问题：临床上调理脾胃有时应用苦寒药治疗某些脾胃病，是有效的方药之一。"苦寒败胃"是指应用苦寒药（如黄连、胆草、大黄、茵陈、苦参等）不当，损伤胃气，从而出现纳呆食少、泛恶欲吐等症状。苦寒药能否败胃是有条件的。一是适应证问题，如胃火蕴结所致之脘痞呕逆、脾蕴湿热之泻痢后重等，需用苦寒药清胃降逆以开痞止呕，燥湿清热以助脾运治热痢泄泻，如左金丸、连苏饮、香连丸，都属有效的方药。反之，脾胃阳虚、寒湿困中之痞满呕逆，泄泻下痢，再投苦寒方药，势必损伤阳气而败胃，

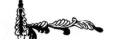

此为辨证之误，非苦寒药之过。再有胃阴不足之胃痛，或湿热病恢复阶段过用苦寒药，损伤胃阴，胃气不振，出现纳呆食少，泛恶痞满，嘈杂似痛，舌红少津等证候，需用沙参、麦冬、石斛等甘凉养胃之品以复其阴，如投苦寒药伤津败胃，亦属辨证之误。二是剂量过大，服用时间过长，辨证无误亦能导致败胃。适当地有针对性地应用一些小剂量的苦寒药有健胃作用，如应用大剂量苦寒药而又缺乏适当的配伍，以纠其偏，即使药证相符，亦可出现败胃现象，此在临床上并不鲜见。如素有胃病的患者（特别是胃虚寒者）在治疗其他疾病的过程中，服了过量的苦寒药后引起胃病复发甚至败胃等。

第二，甘药滞中问题：甘能使人中满，这是甘能生湿，有碍运化的缘故。这里所说的甘味药，是指甜味较浓的甘草、大枣、饴糖、蜂蜜等，故有"呕家忌甘"之说。临床上确有因过服甘味药，或多吃甜食而引起脘闷恶心欲吐，或已有呕吐反而加剧的事例。但是名方旋覆代赭汤中有甘草、大枣，治疗胃反的大半夏汤重用蜂蜜，《千金方》卷十六载有："呕吐不能服汤药者，用一味甘草煎汤服，如吐再服，然后服汤剂不吐。"于此可见呕吐病人并不完全忌用甘味药，有的甚至重用它。一忌一宜，似乎矛盾，须知两者各有所指。凡因湿浊、饮邪阻滞中焦引起的呕吐痞满证，当忌用甘味药；反之，胃气虚弱的呕吐痞满证，在应用降逆和胃药同时配伍扶助胃气的甘味药如人参、甘草等，是培本之法，必须用之，即《内经》"塞因塞用"之旨。如旋覆代赭汤、大半夏汤之用人参及甘草、大枣、蜂蜜等均为扶助胃气而设。另如治疗湿阻中州的平胃散及治疗痰饮的苓桂术甘汤中均用甘草，是因上述方剂以燥湿、通阳助运药物为主，其中甘草是

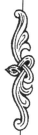

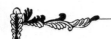

为调和苍术、厚朴、桂枝等药的温燥而设，一般用量不宜过大；量小则无助湿之弊。

第三，辛散耗气问题：归经脾胃的辛味药多性温，具有健胃醒脾、行气散结、消痞止痛之效，如橘皮、木香、枳壳、砂仁、厚朴、乌药等，这些辛温行气药是调理脾胃的常用药，用之得当是疏通气机、治疗气滞诸证的有效药，用之不当则有"辛散耗气"之弊。气滞需要行气开郁的药物，以疏通气机。然而造成气滞的原因很多，需要辨证求因，根据不同情况选择和应用理气药。以脾胃病气滞出现的脘腹痞胀为例，或由肝郁，或由湿阻，或由食滞，或由血瘀等。原因不同，选药和配伍方法则不同，不能一概单纯应用理气药。特别是脾胃虚弱，运化功能不健，气滞不畅而出现的虚证脘腹痞满，如果单纯应用行气宽中药，往往会愈通愈胀，这是由于辛散太过，反耗中气伤其脾运功能。应当以益气健脾为主，适当选择和配伍行气药，使脾气健而气滞消，香砂六君子汤是一张代表方。再如参苓白术散之用砂仁，归脾汤之用木香，补中益气汤之用橘皮，均是补脾剂中的行气药的例子，但为佐药用量宜少。可见"辛散耗气"虽是行气药不利的一面，但不是说忌用于气虚证，问题在于辨证求因、配伍恰当、用量多少而已。

综上所见，调理脾胃的用药规律是从药物的性味归经、脾胃的生理病理、辨证用药几个方面进行分析归纳而得出的结论。在注意事项方面，一是强调临床上诊治病人处处要顾护脾胃的重要性，二是用药宜忌要注意以下三点，即应该从正反两方面去掌握药性功用，既要看到对人体有利的方面，也要看到对人体不利的方面，此其一；其二，药物的副作用是在一定条件下产生的，与疾病的性质、药的用量及服用时

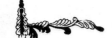

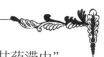

间长短等有着密切的关系；其三，"苦寒败胃"、"甘药滞中"、"辛散耗气"是各有所指的，明于此则有益于临床选择应用。但只要通过辨证合理使用，配伍恰当，用量合适是可以减轻副作用，并扩大应用范围的。

以上从脾胃学说与临证实践等有关方面进行了讨论，这仅仅是笔者在学习和临床应用中的一点肤浅的体会。脾胃学说还有很多问题需要进行探讨，特别是要跟上时代步伐的发展而发展，例如总结辨证辨病与辨治的规律；脾胃的功能和实质的实践研究等，有许多新课题需要进一步探索和研究。相信在政府的正确领导下，大家共同协作努力，不久的将来会有新的发展和成果出现。

九、浅谈叶桂养胃阴的学术思想和应用

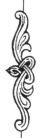

自东垣创"阴火"之说，辨证强调"内伤"治法，重视温补理论之后，明清医家对脾胃学说又有新的补充和发展，有代表性的当属清代叶桂的养胃阴的学术经验，补充和完善了脾胃学说的内容，他的学术经验概括起来约有两个方面：

1. 养胃阴的学术思想

叶桂，字天士，是明清以来著名的温病学家。叶氏据《内经》"胃为水谷之海，五脏六腑之大源""有胃气则生，无胃气则死"之理，博采众家之长，结合临证实践，提出了"养胃阴"的学术观点，补充了东垣偏于温补升阳以治脾胃的缺陷。他指出"脾喜刚燥，胃喜柔润""胃为阳明之土，非阴柔不可为功""胃易燥"，并据此提出养胃阴的理论。实际所说的脾属阴土而喜刚燥，胃属阳土而喜柔润，此乃言其常，脾与胃一脏一腑表里相合，皆系有阴阳，故叶氏所倡导

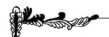

的"养胃阴"实质亦含养脾阴之义，只是术语上习惯之称，观叶氏医案和运用方药亦说明这一点。临床上导致胃（脾）阴虚的病因是多方面的，素体阴分不足，或年老液亏，或感受燥热之邪劫夺脾胃之阴，此其一；木火体质易生内热，烦躁多怒，五志过极，以致阳升火炽，此其二；饮食偏嗜辛热，或嗜酒劫阴、燥热助火，此其三。以上 3 个方面的致病因素，虽不尽全面，亦不越其范围。

综观叶氏医案辨证用药规律，胃（脾）阴虚的主症有：不饥不食或纳少，音低气馁，口干舌红，大便秘结等。由于病因病机不同而有偏气虚、偏虚热、偏肝旺等兼症，在辨证方面，强调舌象之观察，胃阴虚者多见"舌干红无苔"甚或龟裂，气阴两伤者则见"舌淡红而光"。叶氏根据"胃喜润，以通为用，得降则和"的特点，强调胃阴虚证，忌用温燥、苦寒、滋腻之品，宜用性味和平、益胃而不呆滞、清热而不损胃气、清淡轻灵之药，形成了独到的用药特色。如常用养胃阴药有玉竹、麦门冬、鲜石斛、北沙参、生扁豆、粳米、甘草等。并喜用食疗之品，如山药、南枣、粳米、扁豆、莲子、大麦、薏米、鲜藕、蜂蜜、甘蔗、梨等开胃醒神、甘平益阴、清淡之食物。

2. 养胃阴的辨治大法

（1）**甘缓补胃法**　适用于胃阴虚而兼脾虚不足的病证，常见于久病虚损、失血伤阴诸证之后，主症有：纳呆食少，便溏不调，形神倦怠，音低气馁，口干不多饮，脉虚大或细弱，舌淡红无苔。治宜甘平微凉之品，扶中气而益胃生津，补气而不温燥，养阴而不凉滞。益胃健脾之甘缓药，常用黄芪皮、北沙参、白扁豆、玉竹、生山药、莲子肉、芡实、大

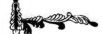

枣、粳米、糯稻根须、茯苓、炙甘草、饴糖等。气虚便溏者，常佐以白术、人参与参须；血虚寐少心悸者，常佐以枣仁、茯神、桂圆等。

（2）甘凉润胃法 适用于燥热证，或木火升腾，灼伤肺胃之阴病证，症见口燥咽干，烦渴饮冷，肌肤灼热，纳呆食少，便秘燥结，舌红绛少津，脉数或大，或咽痒干咳，或痰中带血。治宜甘寒凉润以救阴清热，常用沙参、花粉、生地、麦门冬、鲜石斛、玉竹、生白芍、生扁豆、生甘草、梨汁、甘蔗浆等，外感肺卫咳嗽有痰佐桑皮、杏仁、贝母；营分有热加鲜生地、竹叶心、玄参、银花；肝经热盛佐丹皮、地骨皮；大便燥结佐火麻仁、白蜜等。

（3）清养益胃法 适用于湿温、暑温后期，胃阴胃气不复的病证，症见纳呆食少，口渴口淡或口苦，大便不畅，形气亏虚，倦怠无力，舌淡红而光，脉细或涩，治宜甘平、芳香、微辛药物，味薄清养胃阴，芳香悦胃醒脾，常用药如石斛、沙参、麦门冬、香豉、半夏、橘皮、白扁豆或扁豆衣、薏苡仁、大麦芽、鲜荷叶、生谷芽等，常伍小量乌梅以生津开胃，余热不清者加知母、花粉。

（4）酸甘养阴法 适用于肝阴不足，肝火太过，火热上扰，损伤胃阴的病证，常见胁痛隐隐不已，恶心干呕，或呕吐涎沫，头目眩晕，甚则昏迷欲厥，嗳气不除，脘闷纳呆，大便不爽，心中烦热，口渴不多饮，或喜食酸甘，舌干唇红，或舌绛光剥，脉弦或数，治宜酸甘生津，敛阴制肝以和脾胃，常用药如乌梅、木瓜、生白芍、北沙参、五味子、麦门冬、生扁豆、鲜生地、生麦芽、阿胶、鲜石斛等。肝风内动者，另加生牡蛎、黑穞豆衣以清肝息风；肾阴亏损者，酌选水制熟地、枸杞子、山萸肉、淡菜等。

综观叶氏养胃阴的学术思想和用药特点，散见于叶氏医案《临证指南》中，他的养胃阴法，独辟蹊径，补东垣温补升阳之偏。华岫云注说："盖东垣之法，不过详于治脾，而略于治胃耳。……今观叶氏之书，始知脾胃当分析而论。""观其论云：纳食主胃，运化主脾，脾宜升则健，胃宜降则和，又云：太阴湿土，得阳始运，阳明燥土，得阴自安，以脾喜刚燥，胃喜柔润也。"此乃叶氏养脾胃学术思想形成的理论基础。林佩琴赞扬叶氏养胃阴的方药效验如神，"举凡脾阳不亏，胃有燥火，出现舌红、咽干、口燥、肌热、不饥不纳、烦躁不寐、大便不爽等证，最宜采用养胃阴之法。"这种评论是恰如其分的，但叶氏的养胃阴法实含有滋脾阴的意义，不能不知。叶氏创制的甘缓补胃、甘凉润胃、清养益胃、酸甘养阴等法极其丰富，今仅举其要而言之，亦可见其一斑。叶氏的养胃阴法，填补了东垣调理脾胃的空白，养胃阴与升脾阳二法互相补充，充实了脾胃学说的内容。

十、谈瘀血的病因病机与活血八法

"瘀血"学说和"活血化瘀"治则的理论源于《内经》。《内经》虽无"瘀血"的病名，但有恶血、留血等名称，在治疗方面提出"去菀陈莝""血实宜决之"的治则。到了汉代张仲景著的《伤寒论》和《金匮要略》里始有"瘀血"的病名，并提出了"活血化瘀"辨证论治的具体方法。此后历代医家又有不断的补充和发展。到了清代广泛地应用到临床，如叶天士的"通络"说，王清任的"活血和逐瘀"诸方，唐容川的《血证论》，近人张锡纯的活络效灵丹和理冲汤、丸等方药，都是以"瘀血"立论、"活血化瘀"为主的有效的治病方法。新中国成立后，广大医药卫生人员走中西

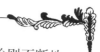

医结合的道路，对"瘀血"学说和"活血化瘀"治则不断地深入研究，用以治疗多种过去认为难治或不治之症，取得了可喜的成就，并有了新的发展。

1. 瘀血的病因病机

瘀血的病因和病机是多方面的，概括起来约有以下几种：

（1）气郁与气虚

气为血帅，血为气母，气行则血行，气滞则血瘀，血随气行，气能统血，血得气之推动才能循行不息。说明气与血两者是相互依存、密切相关的。七情所伤，情志郁结，最易造成气滞血瘀之证。初病在气，久病伤血，形成瘀血。《内经》说："若内伤于忧怒则气上逆，气上逆则六俞不通，湿气不行，凝血蕴里而不散"，这是形成瘀血证最常见的一种致病因素。

（2）寒凝与阳虚

寒属阴邪，其性收引，血遇寒则凝。若感受寒邪或阳虚生内寒，影响血运，皆能导致血滞不畅而形成瘀血。正如《内经》所说："寒邪客于经脉之中，则血涩不通。"此种致病因素在妇科病方面较为多见。巢氏《诸病源候论》中说："月经否涩不通，或产后余残未尽，为风冷所乘，血得冷则结成瘀也。"《医宗金鉴》也说："妇人产后经行之时，伤于风冷，则血室之内，必有瘀血停留。"这都说明，由于血脉受寒导致血行障碍而形成的"瘀血"病变。

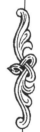

（3）热盛与血瘀

血受邪热煎灼则凝结成瘀，多由温热之邪伤其营血而成。张仲景所说的蓄血证、瘀热在里证、热入血室证，都是

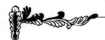

指的热与血结而形成的瘀血证。朱丹溪认为，痛风病有因"血受温热，久必凝浊"而成的。温热病学专家叶天士说："夏月热久入血，最多蓄血一证。"何秀山说"热陷包络神昏，非痰迷心窍即瘀塞心孔"之证。王清任说："血受热则煎熬成块。"可见热邪伤血亦为形成"瘀血"证的一种常见因素。

（4）痰湿与血瘀

痰浊阻于脉络或湿邪溢于肌肤，皆能影响血液运行，久则导致血滞不畅而痰瘀互结之瘀血证。反之，瘀血亦能影响痰湿之邪难化，二者互为因果，缠绵难愈。临证常见的痰瘀互结证有心痛气逆、痰核、瘿瘰、癥积痞块、水肿等。

（5）溢血与血瘀

因出血而引起的瘀血，其因有二：一是血溢经脉之外，离经之血蓄于脏腑经络或肌肤之间。如唐容川所说："吐衄便漏，其血无不离经，凡素离经之血，与荣养周身之血已瘀而不合。"二是治疗不当而形成的瘀血，常因在出血过程中，过服寒凉或固涩过早而造成的瘀血。或妇人因瘀崩漏，或产后因瘀出血过多，只顾止血而不化瘀，常会造成瘀血证。

（6）外伤与血瘀

跌打损伤或过度负重，皆能伤络伤血而造成血溢瘀肿，留于肌肤或脏腑之间。即《内经》所说"人有所堕坠，恶血留内"之证。

以上几种因素是常见形成"瘀血"证的病因和病机。但"瘀血"含义比较广泛，既是病理产物，又是致病因素，所以有"因病致瘀和因瘀致病"的说法。大概因病致瘀者则先有病而后出现瘀血证候。因瘀致病者则一病即现瘀血证候，继之诸多疾病相继而生。

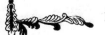

2. 活血八法的临床应用

"活血化瘀"是治疗"瘀血"证的总则，然而由于病因、证候和因病致瘀或因瘀致病的不同而有不同的配伍方法。根据个人经验，常用者有八法：

（1）行气活血法 是以行气药与活血药合用，治疗因气滞导致的血瘀或由血瘀而导致的气滞证。临床表现常见有胸痹心痛、胁肋刺痛、脘腹胀痛及妇女月经不调、经前乳胀、少腹胀痛等症。脉弦或涩，舌边有紫气，舌下络脉色紫、粗胀而长，舌苔多无变化。常用方剂如四逆散越鞠丸合桃红饮或失笑散等。

病案举例：

王某，女，49 岁，干部。病史 3 年，经常胸前闷痛或刺痛，胸痛彻背，并伴有胃痛痞满，噫气不舒，胃纳差，不欲食，常因情绪刺激而发病或加重。曾在某医院诊断为冠心病心绞痛，慢性胃炎。经服"冠心二号"及西药疗效不显。诊其脉象弦细、沉取涩，舌苔白腻，舌质暗红，边有紫气，舌下络脉色紫而粗胀、弯曲，周围有小结节若干，色不深。此为气滞血瘀之胸痹、胃脘痛，拟以行气活血，四逆散合失笑散加减。药用：柴胡 15 克、五灵脂 15 克、赤白芍各 15 克、枳壳 7.5 克、瓜蒌 15 克、薤白 15 克、蒲黄 15 克、甘草 10 克，水煎服。服药 3 剂，胸脘痛减，食欲见增。按原方加减 10 剂后，诸症若失。后因失眠、烦躁、出汗多，改投益气养阴，予以生脉散和甘麦大枣汤，服 20 余剂，一切症状消失，复查心电图基本恢复正常，遂停药上班工作。后来虽有时因过劳或情绪不好而发病，按原方再服即可缓解，虽复发，但症状亦较前轻。

（2）**温阳活血法** 是以温经药与活血药合用，治疗寒凝血瘀之证。常见有脘腹冷痛，四肢不温，怕冷，妇女月经不调，痛经等症。脉多沉迟或紧，舌苔白滑，舌质淡紫或色青，舌下络脉色青紧束而短，常用方剂如温经汤、少腹逐瘀汤、当归四逆汤等。

病案举例：

王某，女，29岁，军人。结婚2年未生育，婚前即有痛经史，每逢经期即腰痛下坠，少腹冷痛，经水有块色黑，块去痛减，喜暖怕冷。痛甚则四肢逆冷，必待经尽，腹痛始止，每次月经期疼痛难忍，服止痛药亦不能缓解。诊其脉象沉紧，舌苔白滑，舌质暗赤边有瘀点，舌下络脉色青，脉形紧束而短。适值经前痛经发作，遂投温阳活血法之少腹逐瘀汤加减。药用：当归25克、川芎15克、赤芍15克、小茴香7.5克、炮姜7.5克、肉桂10克、香附25克、五灵脂15克、黄酒引，水煎服，1剂痛减，3剂后月经来潮，色转红，块减少，冷痛大减。下次经前，嘱其继服前方，连续4个月经期，据云一切症状消失。

（3）**祛瘀生新法** "瘀血不去，新血难安"，"祛瘀才能生新"。本法是以活血祛瘀的药物为主，从而达到养血或止血的目的，此法可用于多种疾病。例如妇科因血瘀所致之崩漏、闭经、痛经、月经不调、习惯性流产等，杂病方面之痨瘵干血、癥积痞块等。常见方剂如生化汤、桃红四物汤、膈下逐瘀汤、少腹逐瘀汤等。

病案举例：

朱某，女，30岁，护士。患功能性子宫出血已1年多，经期不准，每次月经量多，淋漓不断，多日不止，均需用止血剂始停。此次月经已20余日淋漓不断，色黑有小块，少

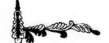

腹微胀冷痛，曾服固经汤、归脾汤加固涩药等无效。诊其脉沉弦，面色萎黄，语言无力，舌苔白薄，舌质淡红，边有瘀点，舌下络脉淡紫而细短。此系阳虚气弱，冲任不固，因过用止涩之品，导致瘀血内留，随化随行，属本虚标实之血瘀经漏证。投以温经祛瘀止血之少腹逐瘀汤加减。药用：当归25克、川芎10克、赤白芍各15克、炮姜10克、小茴香5克、肉桂5克、五灵脂15克（生、炒各半）、蒲黄15克（生、炒各半），黄酒为引，水煎服。连服3剂，经血即止。下次经前又照方服3剂，月经按期来潮，经血7日即止，后按此法增减，并间服艾附暖宫丸，连续治疗3个月，使1年多之经漏竟获痊愈。

（4）通经活血法 是用活血化瘀兼有通经消结之药的治法。此法常用于外伤引起的局部肿痛或杂病气滞血瘀日久，形成癥积痞块，或痹证日久瘀血阻络等证。常用方剂如七厘散、复元活血汤、膈下逐瘀汤、活络效灵丹等。

病案举例：

赵某，男，55岁，干部。因外伤瘀血留于胁肋部，右胁肋刺痛，不敢深吸气和咳嗽已3日，局部微肿，按之痛。诊脉弦滑，舌质暗红无苔，舌下络脉无异常。此为血瘀胁痛，投以复元活血汤加减，祛瘀活血、止痛消肿。药用：柴胡15克、当归15克、红花15克、炮山甲15克、花粉15克、酒军10克、桃仁15克、甘草10克，黄酒为引，水煎服，连服2剂而愈。

（5）化痰活血法 痰浊瘀阻络脉以致血瘀痰浊互结，阻于肺系则喘逆唇青，流窜经络则成痰核，留于脏腑则成癥积痞块；上蒙清窍则癫痫狂乱，此等病证最复杂而难治。

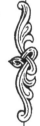

病案举例：

徐某，男，56岁，工人。病痰饮喘咳30余年，曾数次住某医院，诊断为肺气肿合并肺心病。近来因外感引起喘咳短气较重，痰涎壅盛，动则喘甚，难以平卧，经西药治疗病情有所好转，但仍喘咳不能平卧，面唇青紫，下肢微肿，小便黄，脉象沉弦滑数，舌色暗赤，边有紫气，苔腻，舌下络脉青紫粗胀弯曲。证属痰浊阻肺、瘀血留滞，治以化痰活血、降气平喘，二味参苏饮合三子养亲汤加减。药用：党参25克、苏木15克、白芥子15克、苏子15克、葶苈子15克，水煎服。服药3剂喘咳减轻，续进3剂痰少喘平，已能自己料理生活。

（6）**渗湿活血法** 是活血药与渗湿药合用之法。瘀血与水湿关系至为密切，血瘀往往导致停水，水湿停滞亦能引起血瘀，临床常见水肿兼有唇色青紫，面色晦暗，舌质胖嫩而有瘀斑瘀点，舌下络脉淡紫粗胀。此种水肿常在产后恶露不行或闭经时发生，亦有水肿日久导致血瘀而病者，单用渗利药不易消肿，单用活血药亦难取效，必须渗湿与活血药合用始可收效。此外，血淋或尿血亦有用此法者。

病案举例：

徐某，男，18岁。病水肿半年以上，经中西医各方治疗，肿势时肿时消，中间曾有鼻衄。西医检查：尿蛋白（+++），管型（++），血压偏高，诊断为慢性肾小球肾炎。来诊时小便不利，面目及下肢浮肿，按之有压痕，面色暗青，舌质淡紫胖嫩，舌边有瘀点，苔腻，舌下络脉色淡紫粗胀，脉沉。证属血瘀停水，偏于阴水，拟渗利活血同用。药用：坤草50克、茯苓25克、冬葵子50克、黄芪50克、桂枝25克，水煎服。服药3剂，小便增多，浮肿亦减，照方加减服至 10 余剂，浮肿全消，继予培补脾肾之剂以巩固之。

（7）**清热祛瘀法** 是以清热药与活血药同用治疗因火热伤络或火热煎灼，血液凝结瘀腐等证。临床多见于外痈、内痈以及因热伤血而瘀所致诸证。常用方剂如真人活命饮、大黄牡丹皮汤、犀角地黄汤等。

病案举例：

王某，男，35 岁，工人。患者有高血压史，因发热数日，突然两目昏暗，感觉似有黑色影子飘动，目前指数难分，外观眼球无异常所见，口干烦渴，头胀而痛，五心烦热，小便短黄，脉象弦滑稍数，舌质红绛，尖边有紫气，舌下络脉色蓝粗胀，眼科诊断为视网膜出血。辨证系由肝胆火盛热瘀而暴盲。拟清热凉血祛瘀明目法，犀角地黄汤加减。药用：白茅根 50 克、生地 25 克、赤芍 15 克、丹皮 15 克、桃仁 15 克、石决明 25 克，水煎服。服药 3 剂，视力稍恢复，头痛减轻。6 剂后，视力完全恢复，诸症悉除，能上班工作，曾因过劳又复发，照方再服仍有效。

（8）**益气活血法** 此法是以益气药与活血药合用，治疗因气虚无力运血而发生的血行瘀滞等证，为虚中夹实之证，常见气虚血滞之肢体麻木刺痛或半身不遂等症。

病案举例：

高某，男，49 岁，工人。患者两手指及右下肢麻木刺痛怕冷，已 2 年之久。每遇阴冷天加重，稍事活动反觉舒服，但过劳则麻木更重，曾经西医按末梢神经炎用维生素等药治疗不效。病人面色不华，肌肤肢体无异常变化，脉弦沉细而涩，舌质淡红，苔白滑，舌下络脉淡紫略粗。按此证系阳气不足，气虚血滞，营卫不和之血痹证。宗《金匮》法，拟以益气活血、调和营卫，黄芪桂枝五物汤加味。药用：黄芪

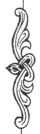

50 克、桂枝 15 克、赤芍 15 克、王不留行 15 克、生姜 15 克、大枣 5 枚，水煎服。服 10 剂，病情好转，不怕冷，又照方加减服 20 余剂，刺痛消失，麻木大减，仅在寒冷时尚感不适，嘱其照方加当归 50 克，配丸药服之以善其后。

综上所述，本文首先从形成瘀血的病因病机谈起；最后根据因病致瘀和因瘀致病而提出活血八法的应用。在辨证论治中，舌诊占有重要地位，舌下络脉的色泽形态变化，对各种瘀血证有其特殊的诊断价值。所举活血八法，在临床运用方面，不是孤立不变的。疾病的发生发展过程是比较复杂的，不同阶段有不同的变化和表现。应根据病情的轻重缓急，主症和兼症的关系，不同情况有不同的处理，必须强调辨证施治，恰当地运用活血化瘀法。"瘀血"学说和"活血化瘀"治则是现代中西医药界颇为重视的一个研究课题，应进一步挖掘发展，使之服务于人类。

十一、察舌脉辨瘀证

舌下络脉诊法属于舌诊的一个组成部分，余多年来在临床上留神观察了一些病证，认识到舌下络脉诊法可补充和扩大舌诊的应用范围，尤其对瘀血证的辨证方面有较高的诊断价值，可为运用活血化瘀法提供有力的客观依据。

1. 经络系脏腑

余在多年的临床诊疗工作中，潜心观察研究舌下络脉的颜色和形态变化，早在 20 世纪 70 年代已提出了舌下络脉诊法（简称舌下脉诊，下同）。认为这一诊法可补充和扩大舌诊的应用范围，对瘀证特别是心脑血管疾病、肺心病、肝病、脾胃病的病情轻重分析、预后判断、辨证分型有较高价

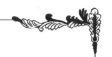

值。本文仅从瘀证有关方面提出探讨。

余认为，全身络脉能直接用目察看到的并且最浅表、最显露、最能反映五脏六腑者，莫过于舌下络脉。因此，脏腑有病，尤其是血分病，便可一目了然。其所以然者，舌下络脉分布在舌体下面，起于金津、玉液穴，通过经络与脏腑气血直接联系，为人体上部苗窍。"舌为心之苗""手少阴心经之别，系于舌本""足厥阴肝经络舌本""足太阴脾经，连舌本散舌下"，"足少阴肾经，挟舌本"，手太阴肺经虽无经络所系，但肺系上通咽喉连于舌本，由于脏腑相联，气血相贯，通过经络而上通于舌。因此，脏腑气血一有寒热虚实病变，必然会反映到人体上部的"苗窍"。因此舌下络脉之状态是脏腑气血在舌体的直接反映，脏腑之寒热，气血之虚实，首先在舌下络脉表现出颜色和形态的变化，尤其是瘀血证更为明显。

2. 知常以明辨

欲了解舌下脉诊的具体应用，首先应了解正常的舌下络脉的颜色和形态。余在多年的实践中观察到正常人舌下络脉主干脉有 3 种形态，即单枝、双枝或 3 枝。分枝络脉有若干小分枝，长、短度以整个舌体纵行 2 段分之，超过 1/2 者为长，不及 1/2 者为短。主干脉管直径约为 2 毫米，超过者为粗，不及者为细。正常脉形不见粗长怒张或细短紧束。主干脉以暗红色为正常，若见青紫、淡紫、紫红、淡红则为异常脉色。分枝脉多为浅红色的网络状致密的络脉，正常者不显露于外。

当有瘀血证时，舌下络脉的颜色、形态、长短就会发生异常。常见者为青紫、淡紫粗长或紧束细短，甚或怒张弯

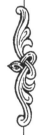

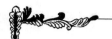

曲,有多数小颗粒。

3.形色辨虚实

"有诸内必形诸外",余经过多年实践体验发现,从舌下络脉的颜色和形态的变化,可以测知脏腑之寒热、气血之虚实,尤对瘀血证有明显之特征。舌下络脉的形色变化可概括为:虚则淡红细小而短,瘀则青紫怒张而长,寒则淡紫而紧束,热则紫红而粗长,其中尤以心、肝、脾三脏病变关系更为密切。总之,舌下络脉的颜色变化是:瘀则色深,虚则色淡。形态的变化是:粗长怒张者多因气滞血瘀或气虚血滞,为血行不畅之象;细短紧束者,多为寒凝或阳虚导致血运不畅之候。具体观察方法可从如下4个方面入手:

(1)舌下络脉青紫色者,脉形粗长怒张或细短紧束,小络脉青紫或暗赤弯曲,或有小颗粒者,为气滞血瘀或夹痰瘀阻之证。常见于癥积、鼓胀、真心痛,心肺痰阻血瘀之喘嗽、咳血、吐衄便血,脾胃瘀滞之脘腹刺痛,妇科血瘀痛经、闭经,以及痰核流注等病证。

(2)舌下络脉淡紫色者,脉形粗长怒张或细短紧束,小络脉淡紫或暗赤弯曲或有小颗粒者,为寒凝或阳虚血运不畅、气虚血滞之证。常见于胸痹心痛、中风半身不遂、肢体麻木不仁、水肿、鼓胀、脾胃虚寒之脘腹冷痛、妇科寒凝血滞痛经、宫寒不孕、闭经等病证。

(3)舌下络脉紫红色者,脉形粗长怒张或细长弯曲,小络脉暗赤或深蓝色弯曲或有小颗粒者,为热壅血瘀或湿阻血瘀之证。常见于湿热病热入营血,外科痈肿瘀腐,湿热黄疸,湿瘀互阻之水肿鼓胀,脾胃热瘀之脘腹胀痛,热瘀头痛,以及湿热痹证、妇科热瘀痛经、月经不调、崩漏、带下

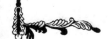

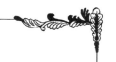

等病证。

（4）舌下络脉淡红色或浅蓝色，脉形细小而短，小络脉多无变化，属气虚血弱、阴阳俱虚之候。兼夹瘀滞者，脉形必见紧束或弯曲，常见于慢性消耗性病证，气虚血亏，虚损劳证，消渴病，久泻久痢，脾胃亏虚之脘腹隐痛，妇科冲任虚损不孕、滑胎、经后腹痛、血亏闭经、气虚崩漏等病证。

4. 验证于临床

余临证多年，有选择地观察舌下脉诊 2000 余例，并从中选择临床上具有典型瘀血证的 5 种疾病，均经现代医学诊断明确者，潜心观察研究，计 522 例，分析如下。

（1）心肺瘀阻、痰饮喘咳证（肺心病、心衰）共 108例，其中并发不同程度心衰者 55 例。男 60 例，女 48 例；年龄 30~40 岁 32 例，41~50 岁 38 例，51~60 岁 29 例，61岁以上者 9 例；脉象沉弦滑细者 97 例（兼数脉者 46 例），结代脉及叁伍不调者 11 例；舌质淡紫或夹瘀点瘀斑者 82 例，其中淡紫者 45 例，瘀点瘀斑者 37 例，伴胖嫩者 26 例；舌苔白腻 58 例，黄腻者 32 例，白薄者 18 例；口唇青紫者55 例；舌下络脉青紫色者 90 例，淡紫色者 14 例，暗红色 4例；脉形粗长怒张者 94 例，细短紧束者 14 例；小络脉淡紫色者 89 例，暗赤色者 15 例，浅红色不显露者 4 例；浅红色有小颗粒者 12 例。

（2）胸痹心痛证（冠心病，心绞痛）共 103 例，其中伴发不同程度心绞痛者 98 例，心律失常者 5 例。男 55 例，女48 例；年龄 30~40 岁 46 例，41~50 岁 40 例，51~60 岁 14例，61 岁以上者 3 例；脉象沉弦滑细涩者 81 例，结代脉者22 例；舌质暗淡有紫气或淡紫夹瘀点瘀斑者 79 例，暗红者

8 例，淡红者 16 例；舌苔白薄者 89 例，腻苔者 14 例；伴口唇淡紫者 23 例；舌下络脉淡紫色 81 例，青紫色者 17 例，暗红色者 5 例；脉形粗长怒张者 96 例，细短紧束者 7 例；小络脉淡紫色者 81 例，暗赤色者 22 例；脉形弯曲者 83 例，有小颗粒者 15 例，浅红色不显露者 5 例。

（3）中风半身不遂证（脑血栓形成、脑栓塞、脑溢血）共 107 例，其中确诊 1 个月以内者计脑血栓形成 75 例，脑栓塞 10 例，脑溢血 22 例；男 68 例，女 39 例；年龄 30~40 岁 35 例，41~50 岁 30 例，51~60 岁 34 例，61 岁以上者 8 例；脉象弦滑硬而长者 87 例，沉细涩而短者 26 例，兼有结代脉者 4 例；舌质暗淡有紫气夹有瘀点瘀斑者 94 例，暗红色者 13 例；舌苔白薄者 97 例，有腻苔者 10 例；舌下络脉淡紫色者 82 例，青紫色者 17 例，暗红色者 8 例；脉形粗长怒张者 96 例，细短紧束者 11 例；小络脉淡紫色者 97 例，暗赤色者 2 例，浅红色不显露者 8 例。

（4）鼓胀证（肝硬化腹水）共 87 例。男 49 例，女 38 例；年龄 30~40 岁 49 例，41~50 岁 26 例，51~60 岁 11 例，61 岁以上者 1 例；脉象沉弦滑者 62 例，沉细数者 25 例；舌质淡暗有紫气或夹有瘀点瘀斑者 65 例，暗赤者 12 例，绛红胖嫩者 10 例；舌苔薄腻者 33 例，白薄者 54 例；舌下络脉青紫色者 30 例，淡紫色者 54 例，暗红色者 3 例；脉形粗长怒张者 84 例，小络脉淡紫色者 82 例，暗赤色者 2 例（脉形弯曲者 84 例，夹有小颗粒者 37 例），浅红色不显露者 3 例。

（5）胃痞恶化（慢性萎缩性胃炎癌前病变）共 117 例。其中慢性萎缩性胃炎伴中度以上肠上皮化生者 97 例，中度以上不典型增生者 20 例；男 68 例，女 49 例；年龄 30~40

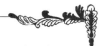

岁45例，41~50岁30例，51~60岁34例，61岁以上者8例；脉象沉弦滑者67例，濡细弱者50例；舌质淡暗有紫色或夹瘀点瘀斑者72例，淡紫色者25例，淡红色者20例；舌苔薄白者96例，腻苔者21例；舌下络脉暗淡有紫气者73例，淡紫色者44例；脉形粗长怒张者75例，细长弯曲者42例；小络脉淡紫弯曲者107例（伴有小颗粒者33例），浅红色不显露者10例。

从上述5种疾病的血瘀证分析，舌下络脉颜色呈现青紫淡紫者492例，占94.25%。属正常范围的暗红色者30例，占5.75%；形态粗长怒张者435例（占83.33%），细短紧束者24例（占4.6%），两者结合459例（占87.93%）。小络脉之颜色和形态的变化与以上情况基本相同，其中夹有小颗粒者97例，占18.58%，对瘀血证的辨证有一定的意义。综上所见，舌下脉诊法对瘀血证的辨证诊断确有较高价值。

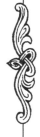

522例病人中所见舌质呈现淡暗有紫气，淡紫或夹瘀点瘀斑者共410例，占78.54%。说明舌质与舌下络脉的血瘀征象有雷似之处，但舌下络脉的变化为94.25%，比舌质的变化更为明显。至于舌质淡红或绛红者有37例，可能与气阴两虚有关。舌苔的变化对血瘀证的诊断似无特殊关系，除白薄苔外，所见腻苔者168例，占32.18%，是夹湿夹瘀的病理征象，可视为是形成血瘀的因素之一，在临床上对血瘀证的辨证有一定的参考价值。所见脉象以沉弦滑细涩为多，部分病人见濡数及结代脉者，此与血瘀证的病因病机密切相关，在临床上有一定的辨证意义。另外，年龄与血瘀征象有密切关系，在所观察的522例病人中，51岁以上者舌下络脉的形色变化比较明显，而50岁以下者相对变化程度减轻，但年龄并非绝对化，还要结合病情轻重、个体差异以及季节

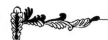

转换等因素，其他如男女性别无明显关系。

十二、久痢话运法

初痢易治，久痢难医。棘手于正虚邪恋，寒热交炽。今之慢性溃疡性结肠炎，脉症所见属久痢范畴，为目前尚为难治之顽症。余治疗本病近百例，收到较好疗效。临床若能抓住关键，把握病机，步步为营，正复邪祛，亦是常事。余积验多年，以为该病病机之要害在湿，湿不除则病不愈，湿由脾虚不运而来，故脾虚湿郁为本，旁及肝肾为标，本虚标实，寒热错杂。因此治疗上贵在施运，运施得法，湿去病瘳；法中无运，治之无功。善后调治，亦不逾此，失之则有复燃之危。临床用运法有三，一曰健运，二曰疏运，三曰导运。

健运法即调脾健脾，或可谓本运或自运。脾运正常，其运自行。由于久痢伤中，脾阳不振，湿困于脾，故健运之法当以温药和之，以温为主，离照当空，阴霾自散。即便有湿郁化热之象，亦不可舍本求末，改辙更法，冒投苦寒。势必用时，也要在温运基础上，伍以小量苦寒之品，方为万全。

久痢用健运，法有三宜：脾虚湿盛者宜之；寒热错杂者宜之；病愈善后者宜之。

脾虚湿盛，寒热错杂者，临床以腹痛绵绵，胀满纳呆，大便溏薄，脓血杂下，里急后重不著，舌淡苔润或见滑腻，脉多沉细或濡滑为主症。方用味军理中汤，即理中汤加酒军炭、五味子。

病初愈，善后调理十分重要，此时除注意调节饮食，防止食复、劳复，慎避寒凉，舒畅情志外，用药原则应为补而不腻不壅，通而不破不利，补通两用，方能有相得益彰之

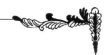

效。余临床喜用参苓白术散加酒军炭或焦楂炭。

疏运法即疏肝和脾，是谓疏理脾土之助运法。脾运若无肝气疏导，木不疏土则运难行、湿难化、病难除。故疏运乃是加强脾运必用之法。临床适用于肝脾不和、气滞湿郁者，症见：下痢腹痛，里急后重，便夹黏液或为血便，胀满噫气，性急易怒，舌红苔腻，舌下络脉淡紫或青紫，脉多弦滑。余常用香军四逆散加减治之，香军者即木香、酒军炭。

导运法即导滞助运。久痢脾虚，甚则脾肾俱衰，但虚中夹实，既有湿，又有滞，由气及血多成瘀，故久痢脾虚，湿热内滞，经久缠绵，入于络者，施用导运，有瘀化滞消之功，临床出现腹满胀痛，里急后重，黏液血便，舌下脉络淡紫，尤其在缓解期，少腹仍痛胀不减者，用之最佳。

余治久痢用"三运"，目的在于调理脾运功能，温中助阳，疏肝理气，消瘀导滞，选方遣药，莫不如此。余喜用酒军炭者，取其酒制成炭苦寒大减，入血分而祛瘀，止血而敛疡，通腑不峻，导滞不破，泻中有补，敛中有通之义，是治疗正虚邪恋久痢之较为理想的双向药物。其他如焦楂炭消滞、木香疏滞，均以运帅先，唯五味子补敛肺气，寓通于补，久痢见气阴两伤者尤宜之。如此可见久痢用运法，实乃关键之大法。

十三、大黄能攻擅守，补泻两用

俗语说"人参杀人无过，大黄救人无功"，这句话有两层涵义，一是中医治病强调辨证施治的重要性，疾病的本质和现象往往错综复杂，有的假象掩盖本质，如"大实有羸状"，其本质本是实证热证，而表现反为虚证寒证，设若辨证不明误投人参温补，犹如火上加油，助长邪气，势必造成

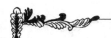

严重后果；若及时投以苦寒泻热之品，则邪去而正安。此种药误往往不被医家所觉察，以致病至不救，尚且不知，只好怨天尤人而已。二是社会上人情习俗喜用补品之流弊，不需补而强补，往往造成壅逆之祸。余曾遇一男性青年，误服大量人参而吐血不止，尚不知药误而继续服人参而补之，此种喜补之流弊何止一二人！因此，世俗之语应把它改为"大黄用之得当胜过参茸，人参用之不当犹如鸩毒"，可为喜补者敲一警钟。

大黄苦寒泻降，气味俱厚，能泻下破结，荡涤肠胃实热积滞，泻血分实热，下瘀血，破癥积，行水气，世人尽知。而大黄有安和五脏、补敛正气的功用却很少被人注意。大黄经酒制后变降为升，变泻为敛；剂量之中也有玄妙，多则泻下，少则性敛，此则更少有人重视。大黄有4方面的补益作用：其一，健脾和胃。单味酒制大黄，研末水泛为丸，名独圣丸。每服 0.3~0.5 克，日服 1~2 剂，有助消化增食欲的效用，治胃弱不纳，脾运不健，消化吸收不良，食欲不振，脘腹痞满，大便或溏或燥，肌肉消瘦或异常肥胖等，用之多效。曾治一男性壮年患慢性胃肠炎者，胃痛腹满，食欲不振，大便溏薄日 2~3 行，迁延日久，面黄肌瘦，神倦乏力，屡进健脾益气药不效，予服独圣丸，早晚各服 0.3 克，旬日后大便成形，日 1 行，食欲增进，痞满胃痛皆除，1 个月后体重增 1.5 千克；又治一女性患者，能食而倦怠，大便不调，然其形体却异常肥胖，其人身高不足 1.6 米，而体重竟达 91千克，血脂甚高，胆固醇 390 毫克％，甘油三酯 250 毫克％，用独圣丸每服 0.3 克，日 2 次，进药 2 周后，大便成形，体重略减，服药 2 个月，体重减至 81 千克，血脂亦降至正常。后凡因脾胃失调的异常肥胖、血脂增高者皆用此法而获效，诚为减肥降脂的有效良药。其二，祛瘀生新。对此，历代医家多用复方如"下瘀血汤""大黄䗪虫丸"等。余喜用一味独圣丸治疗瘀血证，尤其对血瘀经闭的干血劳证疗效颇佳。曾治一28岁的已婚女患，月经期突受惊吓而经闭15个月之久，渐至瘦弱不堪，肌肤不荣，毛发脱落，面色萎黄，脉沉涩，舌质暗赤有瘀点，舌下络脉呈淡紫怒张粗长，诊断为血瘀经闭证，妇科检查：卵巢功能低下，不能排卵，子宫萎缩如童年，怀疑为席汉综合征，中西医各法治疗不愈，病情日渐加重，予服独圣丸，每服0.5克，日2次，服药数日，食欲稍增，继服2周大便色黑略溏，少腹重坠；又服2周，经水来潮，量由少而多，少腹痛，下黑血块若干，块去痛减，经色由黑暗而变红，约7日经尽。此后按月经行，诸症消失，体重渐增，肌肤润泽，毛发复生，面色红润，脉舌均转正常而告愈。半年后怀孕，按期顺产1女婴，全家皆大欢喜。另外，临床上用之治因瘀崩漏证亦多效。其三，敛血止血。余在临床上用于肺胃热盛之吐衄咯血，下焦郁热之便血尿血，单用一味大黄15克水煎服，常能取得捷效。曾治一溃疡病吐血便血者，用浓煎大黄汁徐徐饮下，1日内血止。又治逆经鼻衄，用大黄15克水煎服而衄止，经调如常。此种病例，举不胜举。其四，涩肠止痢。大黄用常量则主泄降，用小量0.1～0.3克反有收敛止痢之效。曾治噤口痢病人，泛恶呕吐不能进食，腹痛里急，下痢脓血不畅，用大黄粉0.5克，糯米纸包吞服，日3次，服药1日病减，能进饮食，3日后下痢通畅，诸症大减，5日后而告愈。

上述4方面治验，皆属"补"法范畴。至于大黄用于泻法，不多赘述。大黄能攻擅守，具有双向调节作用。运用

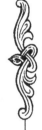

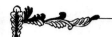
之关键，全在掌握炮制与剂量之间，量大则泻，量小则补（敛），生用则降，酒制则升，临床时应详辨而用之，切勿轻视一味大黄兼有补泻两用之功效。

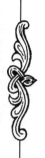

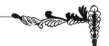

年谱

1922年6月26日，出生于山东省平度县李家站村。

1929年3月，原籍私塾学馆读书。

1934年3月，下学后随父继续习文，开始学医。

1936年4月，全家来大连。随父在明德堂临床侍诊，并酷爱研究中国象棋。

1937年4月开始，连续三届荣获关东洲地区象棋比赛大会殿、亚、冠军称号。

1938年5月，考取汉医证书，开始为人治病。

1940年1月，正式在大连挂牌行医。

1946年1月，大连颁布"国医考试暂行办法"，颁发国医证书，继续执业。同年10月家父李鉴堂公逝世，享年73岁，11月与曲惠杰医师结为伉俪。

1948年11月，应聘参加大连海港工会，筹备组织大连海港医院中医门诊部。

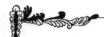

1950 年 1 月，大连海港医院中医门诊部，从事临床医疗工作。

1953 年 3 月，调大连市总工会职工诊疗所，从事临床医疗工作。

1954 年 4 月，当选大连市首届人民代表大会代表（后连续当选市 1～10 届人大代表），同年 7 月出席辽宁省首届中医代表大会。

1955 年 5 月，调大连市第一人民医院中医科从事医疗、科研、教学工作。

1955～1961 年，荣获省、市历届先进卫生工作者（1956年市劳动模范）等称号。

1956 年 7 月，出席北京全国中华医学会第 10 届代表大会。

1957 年 8 月，参加辽宁省中医进修学校（辽宁中医学院前身）师资班学习深造，并参与编写教材讲义。

1958 年 3 月，大连市第一人民医院与大连市友谊医院合并，任中医科主任；同年组建大连市中医讲师团，任团长、主委，先后为大连市中医学校、大连市卫生干部学校、市西学中班、市中医业大班、市中医进修班等讲授《伤寒论》"中药学""方剂学"等课程，同年 8 月推选为大连市第一届中医学会副秘书长。

1960 年 6 月 20 日，加入中国共产党。同年 10 月，出席全国文教卫生群英会。

1961 年 6 月，奉调大连市中医医院，任副院长。

1969 年 12 月，全家下乡庄河县三架山、荷花山为农民治病，接受再教育。

1973 年 12 月，调回大连市中医医院，任革委会副主任。

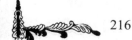

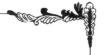

1974 年 3 月，家母李彭氏逝世，享年 87 岁。

1976 年 4 月，中华医学会附设大连市中医药学组，任组长、主委。

1978 年 6 月，当选辽宁省中医学会副会长，兼仲景学说研究会主委。

1979 年 11 月，辽宁省人事厅任职辽宁省首批主任中医师。

1980 年 9 月，大连市人民政府聘任为科技顾问。

1981 年 6 月，当选首届中华全国中医学会理事，1986 年连续当选第二届理事。

1982 年 3 月，大连市政府任命为大连市中医医院院长，兼市中医研究所所长。

1986 年 4 月，退居二线，大连市政府委任市中医医院技术顾问，继续从事临床、教学、科研工作，同年 11 月起应邀 3 次赴日本国北九州、大阪市、左贺县等地讲学、考察、访问。

1987 年 3 月，大连市第八届人代会提出振兴中医案，经市人大讨论通过，市委、市政府核准，下发文件，成立大连市振兴中医咨询委员会，任副主委。

1988 年 9 月，聘任为全国脾胃病专业委员会顾问，当选东北地区肾病研究会副主委；内科专业委员会副主委。

1988～1997 年，荣获大连市政府及卫生局科技进步成果奖 7 项。

1990 年 4 月，受聘大连市卫生专家咨询委员会委员，市中医药高级职称评委会主委，6 月受聘辽宁中医学院兼职教授，同年受聘中国中医研究院研究生部兼职研究生导师。

1991～1997 年，荣获辽宁省政府科技进步成果奖 3 项。

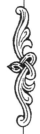

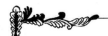

　　1992 年 1 月，荣获全国卫生系统模范工作者称号，10 月始享受国务院颁发的政府特殊津贴；编著的《李寿山医学集要》同年 12 月出版（1999 年 5 月被收藏于墨尔本英国皇家大学图书馆）。

　　1993 年 6 月，主编的《中医临证指南》出版；3 月赴韩国讲学、访问、考察。

　　1994 年 11 月，由国家人事部、卫生部、国家中医药管理局颁发首批"全国继承老中医药专家学术经验指导老师"证书；同年受聘《中国中西医结合脾胃杂志》编委会高级顾问。

　　1995 年 12 月，主编的《中医药治疗癌症临证精方》出版。

　　1998 年 6 月，受聘黑龙江中医药大学客座教授。

　　1999 年 6 月，主编的《中医消化病证治准绳》出版。

　　2000 年 1 月，应邀编写《中国百年百名中医临床家丛书》，2 月获国家知识产权专利局颁发的胃复康专利证书；3 月先后获大连市优秀著作一等奖 3 项。

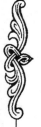